LE COUP DE CHALEUR

DANS LES

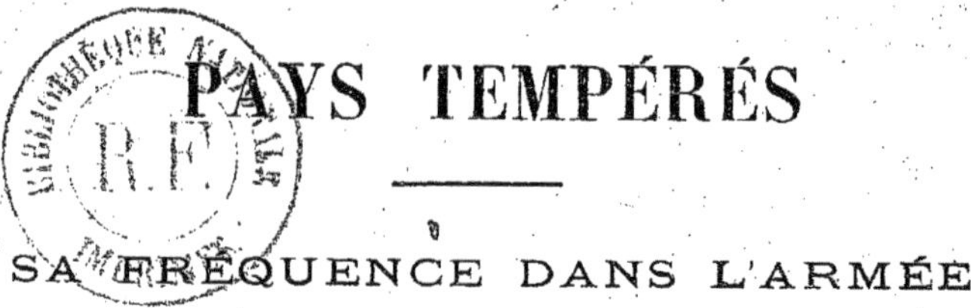

PAYS TEMPÉRÉS

SA FRÉQUENCE DANS L'ARMÉE

Causes - Prophylaxie - Traitement

PAR

Le Dr BONNETTE
MÉDECIN-MAJOR DE 2e CLASSE

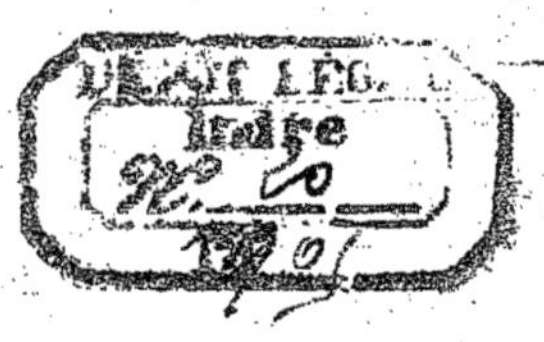

PARIS
A. MALOINE, EDITEUR
25-27, RUE DE L'ÉCOLE-DE-MÉDECINE, 25-27

1905

LE COUP DE CHALEUR

DANS L'ARMÉE

DU MÊME AUTEUR

1. Suicide par précipitation. Chutes d'un lieu élevé. Lésions viscérales. Thèse de Lyon, 1893.
2. Traitement du Coup de Chaleur par la Saignée et les injections de sérum artificiel (in *Caducée*, 1901).
3. Des pesées paradoxales dans le diagnostic du paludisme chronique et de la cachexie palustre. Leur utilité pour la splénectomie (in *Caducée*, 1902).
4. Traitement du paludisme chronique et de la cachexie palustre. (in *Bulletin médical*, 1902.)
5. Hernie étranglée, chez un Arabe nomade, guérie par des injections de caféine, du café à haute dose et des pulvérisations d'éther. (in *Caducée*, 1902).
6. Les sachets de charbon de paille. Pansement japonais des plaies. (in *Caducée*, 1902.)
7. Plaie pénétrante de l'abdomen par coup d'épée-baïonnette Lebel. Rupture à 18 cm. de la baïonnette enclavée dans le sacrum. Laparotomie latérale. Extraction. Névrite du nerf crural gauche. Guérison. (in *Caducée*, 1902).
8. Sanatoria pour soldats tuberculeux. (in *Bulletin médical*, 1902.)
9. Blessure mortelle de l'abdomen par coup de feu à blanc. Effets vulnérants des cartouches à fausse balle. (in *Arch. de Méd. et de Pharm. militaires*, 1902).
10. La dyspepsie alcoolique à la Légion étrangère. Son traitement, (in *Caducée*, 1903.)
11. Trois chutes accidentelles du haut des palmiers dans le Sud Oranais. (in *Caducée*, 1903.)
12. Explosions de cartouches à fausses balles (fusil Lebel). (in *Caducée*, 1903).
13. Mutilations et maladies provoquées en Algérie. (in *Caducée*, 1903).
14. Le Péril Vénérien : Sa prophylaxie dans l'Armée française. (in *Gazette des Hôpitaux civils et militaires*, 1904).
15. L'avenir d'une classe. (in *Caducée*, 1904).
16. Les urinoirs à huile. (in *Gazette des Hôpitaux civils et militaires*, 1904).
17. La syphilis chez les Arabes. (in *Caducée*, 1904).
18. Amputation criminelle de la verge chez un jeune Arabe. (in *Caducée*, 1904).
19. Dangers des tirs de combat collectifs. Blessure de la joue gauche produite par un éclat d'embouchoir à quillon broyé par une balle Lebel provenant du second rang des tireurs. (in *Caducée*, 1904).
20 De l'emploi des rayons Rœntgen dans les Blessures par coups de feu, pendant les troubles de Chine en 1900. (in *Arch. de Méd. et de Pharm. militaires*,
21. Maladies provoquées en Algérie. Un cas d'intoxication volontaire par décoction de laurier-rose. (in *Caducée*, 1904.)
22. Le froid en Algérie. Convoi surpris par une tourmente de neige : trois morts : désastres militaires dus au froid sur les Hauts-Plateaux. (in *Gazette des hôpitaux civils et militaires*, 1904.)
23. Traitement des Blessures de Guerre. Pansement « à la ficelle » du médecin principal de Mooy. (in *Caducée*, 1904.)
24. Le pied « de poupée » de la Chinoise. (in *Gazette des hôpitaux civils et militaires*, 1904.)
25. La lèpre en Oranie. (in *Caducée*, 1904).
26. Le Sucre dans le Tourisme, le Sport, le métier militaire, par le capitaine d'artillerie allemande Steinitzer. Traduction parue chez Charles-Lavauzelle, Paris, 1904. Suivie de notes sur l'Influence du sucre dans l'Alpinisme, le Mal de Montagne, le Coup de chaleur et dans les processus fébriles.

LE COUP DE CHALEUR

DANS LES

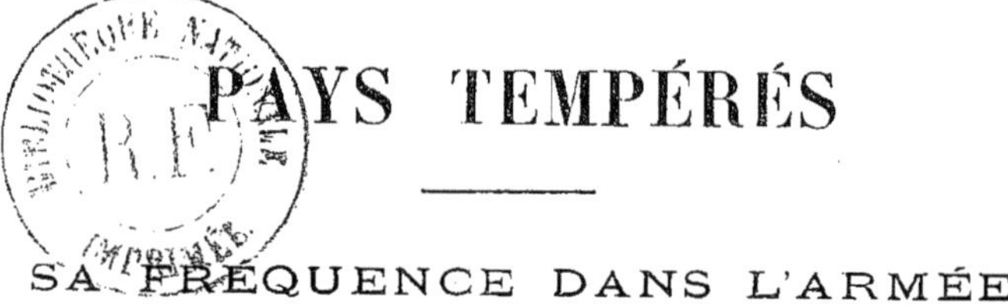

PAYS TEMPÉRÉS

SA FRÉQUENCE DANS L'ARMÉE

Causes - Prophylaxie - Traitement

PAR

Le Dr BONNETTE

MÉDECIN-MAJOR DE 2e CLASSE

PARIS

A. MALOINE, EDITEUR

25-27, RUE DE L'ÉCOLE-DE-MÉDECINE, 25-27

—

1905

SOMMAIRE :

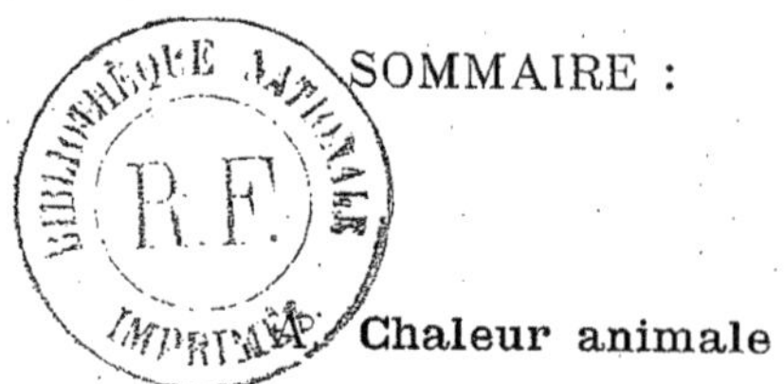

Chaleur animale

RÉGULATION THERMIQUE. — LUTTE CONTRE L'HYPERTHERMIE.

B. Le Coup de chaleur dans les pays tempérés

SA FRÉQUENCE DANS L'ARMÉE. — RÔLE DE LA FATIGUE.

C. Traitement

RÉFRIGÉRATION. — SAIGNÉE. — SERUM ARTIFICIEL
PONCTIONS LOMBAIRES.

D. Le Sucre

SOURCE D'ÉNERGÉTIQUE MUSCULAIRE.
PRÉVENTIF DES ACCIDENTS THERMIQUES.

PRÉFACE.

« La fatigue seule est la véritable
maladie du marcheur. »
COLONEL DE POUVOURVILLE.

« Augmenter la vigueur du soldat et par suite sa force de résistance aux agents morbides, le préserver autant que possible des maladies en temps de paix et en temps de guerre, en un mot, *conserver sa santé*, tel est le but de l'hygiène militaire. » (Laveran.)

En France, le rôle de cette science a grandi surtout depuis l'adoption du service militaire obligatoire (Loi du 27 juillet 1872.)

Avant cette époque, tous les citoyens étaient en principe appelés sous les drapeaux et le contingent était fourni par le sort, mais les conscrits, qui avaient tiré un *mauvais numéro*, pouvaient acheter un *remplaçant*.

Aussi, l'armée ne comptait guère dans ses rangs, que des engagés volontaires ou de vieux soldats de *carrière*, qui formaient un agrégat social bien distinct, vivant d'une vie spéciale, vivant presque en marge de la société.

Avec le service obligatoire, cette collectivité a acquis une toute autre importance, car l'armée actuelle fait partie plus intégrante de la Nation.

Dès ce jour, la Presse et le Pays ont eu, sans cesse, les yeux tournés vers la caserne pour enregistrer les incidents morbides et signaler les desiderata de cette vie en commun.

Forte de l'opinion publique, l'hygiène militaire a trouvé dans le Parlement, un appui moral et pécuniaire.

Et, profitant des découvertes modernes, cette science fait, de nos jours, des pas de géant (approvisionnement des casernes en eau de source ou eau filtrée, alimentation variée, création des réfectoires, des douches, etc.), et d'autres améliorations qui ne tarderont pas à s'accomplir (agrandissement de l'habitat, disparition des entrevous, création des salles de jeux, des cabinets de nuit, chauffage central, éclairage à l'électricité, etc.).

*
* *

Durant son service, le soldat ne s'appartient plus. L'Etat qui dispose de lui, se substitue à sa famille ; aussi, comme le dit M. Laveran : « L'Etat devient-il responsable de la santé de ses soldats et contracte-t-il l'obligation morale et matérielle de veiller sur ce capital humain ? »

Malheureusement, chaque année pendant l'été et surtout pendant les grandes manœuvres, des cas d'insolations graves, parfois mortelles, frappent nos troupes en marche : ces accidents regrettables sont aussitôt divulgués par la Presse et trouvent dans le pays un douloureux écho.

C'est, pour en diminuer le nombre et la gravité, que le Haut Commandement, toujours si soucieux de la santé des hommes, a souvent rappelé dans des circulaires ministérielles (1er août 1890, 30 mars 1895), les mesures prophylactiques à prendre durant la saison chaude.

Cette constante préoccupation de la santé des hommes se reflète dans les prescriptions de nos règlements, comme dans la célèbre ordonnance de Louis XIV, du 8 avril 1715, qui enjoignait déjà aux officiers : « de se régler, pour le départ du quartier, *sur la longueur de la marche et sur le temps qu'il fera.* »

Quoi, en effet, de plus rationnel que de modifier les marches ou les manœuvres suivant les circonstances atmosphériques ! Agir autrement serait courir, de gaieté de cœur, au devant de véritables désastres !

Ces circulaires, d'ailleurs, laissent aux chefs de corps et aux commandants d'unités *toute initiative pour régler le service selon les circonstances locales, sauf à en rendre compte hiérarchiquement,* et, comme conclusions, elles proclament que *les chefs de corps sont directement responsables de la santé des troupes placées sous leurs ordres, quelle que soit la nature de la marche exécutée.*

En outre, elles prescrivent que « les médecins feront aux officiers, aux sous-officiers, aux brancardiers, aux infirmiers régimentaires, des conférences sur les accidents produits par la chaleur et sur les premiers soins à donner aux soldats atteints d'insolation ».

*
* *

Enseigner à ces conducteurs d'hommes quelques notions d'hygiène pratique, n'est-ce pas pour nous un devoir sacré ?

Si, en effet, la machine humaine est un admirable instrument, capable d'un rendement bien supérieur à toutes les machines industrielles, il faut, pour la conduire ainsi, lourdement chargée, en groupe compact, dans la boue et la poussière, sous la pluie et le soleil, il faut, disons-nous, *avoir de l'expérience, de l'initiative, du savoir.*

Aussi, pourquoi ne donnerait-on pas aux officiers, dans les Ecoles spéciales militaires, de solides notions de physiologie, qui leur permettraient de mieux apprécier les limites de la résistance organique, d'éviter à leurs hommes l'essoufflement, le surmenage lent et chronique, enfin d'apprendre à lire, sur la face d'une troupe qui marche ou qui défile, son degré de fatigue ?

Sans ces notions de physiologie, la note ministérielle du 30 mars 1895 restera sans effet. Pourtant les sages conseils qu'elle contient devraient être toujours présents à la mémoire de nos chefs militaires.

Ensemble écoutons-les :

« L'entraînement qui a pour but d'augmenter les forces de l'homme, ne doit jamais être poussé au point de les affaiblir par le surmenage. »

« Connaître le degré de résistance du soldat pour ne jamais aller au-delà, entretenir et développer ses forces par une série d'exercices variés et appropriés, savoir le faire reposer à temps ; arrêter les efforts quand une circonstance par trop défavorable intervient, les reprendre dès qu'on le peut ; *amener ainsi l'homme, sans secousse et presque à son insu, à son maximum de souplesse et de vigueur, tel est le rôle de l'officier*. Il exige de l'activité, du caractère, et surtout de l'initiative. »

En outre, ce qui rend encore ce rôle d'instructeur plus délicat, c'est « *qu'on ne doit pas*, disait le général Pédoya, dans une de ses dernières circulaires, *imposer à tous les hommes la même fatigue, puisque tous n'ont pas la même résistance physique et ne peuvent donner la même somme d'efforts ; le mécanisme humain est trop variable pour qu'on lui impose la régularité d'un mécanisme d'horlogerie.* »

Ne pas imposer à tous les hommes la même fatigue, voilà le but, l'idéal à atteindre ! Cela est d'autant plus vrai que les compagnies, les régiments ne sont pas des *milieux homogènes*, composés d'hommes de même force, de même vigueur, de même résistance, mais plutôt des *milieux hétérogènes*, où chaque recrue porte dans le rang sa constitution spéciale, son passé morbide, ses tares ancestrales.

*
* *

Dans cette monographie, nous nous proposons de montrer :

1° Le rôle prépondérant que joue la fatigue dans le coup de chaleur des climats tempérés ;

2° L'heureuse influence de la saignée-transfusion sur la toxhémie et les phénomènes congestifs et asphyxiques des insolés ;

3° Les propriétés énergétiques du sucre, qui nous le font préconiser comme un préventif commode et rapide des accidents thermiques.

Ces pages sont le résumé, ou plutôt « la mise au point », avec les notions physiologiques modernes, des relations, des expériences, des nombreux travaux de nos camarades de l'armée : Elles sont également le reflet de l'enseignement de nos maîtres du Val-de-Gràce (Vallin, Colin, Kelsch, Laveran, Vincent, Vaillard, etc.), qui ont spécialement étudié ce syndrôme si complexe, ce chapitre si spécial de la pathologie militaire.

*
* *

Par leur multiplicité, leur brusquerie d'apparition, leur gravité, les coups de chaleur dans l'armée sont redoutables : Aussi, ce sujet doit-il nous passionner et nous ne saurions rien négliger pour défendre avec âpreté le capital humain qui nous est confié, et pour réaliser la parole si vraie de notre illustre ancêtre Desgenettes, médecin en chef de l'armée d'Egypte, à Bonaparte, devant Saint-Jean-d'Acre :

« Notre devoir, à nous, c'est de conserver ! »

Dr BONNETTE
Médecin-major de 2e classe.

CHAPITRE PREMIER.

Chaleur animale. Régulation thermique. Lutte contre l'hyperthermie (sudation.)

C'est l'air qui fournit l'oxygène,
C'est le sang qui fournit le combustible,
Ce sont les aliments qui réparent les pertes de l'organisme.

LAVOISIER (*Respiration des animaux.*)

SOURCE DE LA THERMOGÉNÈSE ANIMALE. — Les êtres vivants sont composés d'une agglomération de cellules possédant toutes une vie et une fonction spéciales. Ces cellules naissent, croissent, meurent et sont remplacées par de nouveaux organites semblables aux premiers, qui suivent la même évolution. Dans ce sens Cl. Bernard a pu dire avec raison « la vie c'est la mort, mais c'est aussi une création ».

Sous son aspect immuable, la matière vivante se rénove sans cesse dans un véritable « tourbillon vital » ; elle subit à tout instant des phénomènes d'usure et de restauration.

Le protoplasma actif de nos cellules prend dans le sang « cette chair coulante », les matériaux nécessaires à sa rénovation, (oxygène et albumine alimentaire) puis il rend à la circulation son albumine morte transformée en CO^2, H^2O, et en principes azotés dont l'urée est un des produits ultimes les mieux définis.

Ce travail d'assimilation et de désassimilation, qui caractérise la vie, se produit dans l'intimité de tous nos tissus : Aussi le foyer de ces nombreuses oxydations, mutations, peut être comparé à un vaste brasier intra-cellulaire, qui entretient la vie et la thermogénèse animale.

La chaleur est donc la résultante des transformations de l'énergie chimique, mise en œuvre par les tissus vivants et agissants. C'est là une des manifestations de la « force universelle », car la chaleur des êtres organisés est de même nature que celle du monde inorganique et elle obéit à cette loi souveraine de l'équivalence des forces, si bien synthétisée dans la formule classique ;

Energie chimique = travail physiologique = chaleur.

« Vivre, dit Laulanié, c'est agir, c'est-à-dire produire un travail quelconque et les tissus ne peuvent engendrer ce travail de toutes pièces ; ils ne peuvent produire leur énergie spécifique (contraction musculaire, sécrétion, vibration nerveuse, etc...) qu'au prix d'une dépense équivalente d'énergie antérieure qui en est la rançon. »

« Pas plus que les machines ordinaires, la machine vivante n'est capable de création. Elle ne saurait engendrer l'énergie qu'elle manifeste ; elle se borne à exploiter et à transformer une énergie préexistante qu'elle emprunte au dehors et qu'elle trouve sous sa forme potentielle et disponible dans les principes immédiats de l'alimentation. Elle est traversée par un courant d'énergie qui commence en dehors d'elle et qu'elle répand en dehors d'elle. Les aliments forment ainsi avec l'oxygène de l'air la source originelle de l'énergie mise en œuvre par les animaux. »

La production de chaleur est donc fonction de la vie : C'est un phénomène universel qui se produit chez tous les êtres vivants, mais à des degrés très divers.

Parmi les animaux, les uns sont à sang chaud, à température constante, *homéothermes ;* les autres à sang froid, à température variable, *les hétérothermes*. En un mot, les uns peuvent conserver leur calorique, les autres rayonnent follement toute leur chaleur.

Cette propriété établit entr'eux une différence physiologique profonde : Doués de chaleur, les premiers jouissent d'une vie active, intense, *continue*, les seconds mènent au contraire une vie pauvre, chétive, *discontinue*, car ils sont les jouets des viscissitudes atmosphériques.

*
* *

Régulation thermique automatique chez les homéothermes. — Mais en quoi consiste cette fonction régulatrice thermique, qui permet à l'homme d'avoir une température sensiblement égale, au Pôle comme à l'Equateur ?

M. le professeur Marey compare cette fonction de la machine humaine, au régulateur de Bunsen qui, en réglant l'arrivée du gaz comburant, *selon la température variable de l'enceinte ambiante*, donne aux étuves des laboratoires une température constante.

Ce régulateur doit être, en outre, un appareil automatique, car « la nature, ajoute Marey, pour assurer les fonctions indispensables à la vie, prend soin de les soustraire à notre volonté. Aussi, le régulateur véritable de la température est un appareil automatique, qui obéit fidèlement aux influences extérieures et intérieures. Cet appareil retient la chaleur quand elle tend à se perdre en trop grande quantité et en favorise la déperdition dans les cas où elle se produit en trop grande abondance au sein de l'organisme. »

Les vaisseaux sanguins qui forment un lacis de petits canaux courant dans l'intimité de nos tissus et de notre revêtement épidermique sont les vecteurs de la chaleur animale.

Mais ces canaux ne sont pas inertes : Grâce aux petits filets nerveux que leurs tuniques possèdent (nerfs vasomoteurs dont l'action a été si bien étudiée par Cl. Bernard), ils peuvent s'agrandir ou se rétrécir, c'est-à-dire augmenter ou restreindre leur débit sanguin et par suite le rayonnement calorifique de la surface cutanée.

Grâce aussi à l'exquise sensibilité de la peau, ce cerveau périphérique aux multiples terminaisons nerveuses, toutes les impressions du dehors sont transmises par voie réflexe aux centres nerveux, qui règlent selon les besoins le courant sanguin superficiel.

Sans cette régulation sûre, automatique, la machine humaine serait exposée à de graves désordres et les défenses naturelles de l'organisme seraient promptement perturbées.

« Si l'organisme, dit Charrin, n'obéissait pas docilement à cet impérieux besoin, à cette soif d'énergie, à cet aiguillon vital, il aurait bientôt fait de tomber en déchéance ».

*
* *

Transpiration cutanée. — Quand la température organique s'élève notablement, la dilatation des vaisseaux périphériques n'est plus suffisante et le corps, pour produire du froid, augmente son évaporation cutanée et pulmonaire.

A l'état normal, il se fait déjà une perspiration insensible et l'on admet en moyenne que l'économie, avec ses 2.000.000 de glandes sudoripares, perd journellement 1 kil. 300 de sueur, quantité qui peut être triplée et quadruplée par les fortes chaleurs (4 à 5 litres).

Or, pour passer de l'état liquide à l'état gazeux, 1 gramme d'eau absorbe 536 calories ; donc l'évaporation de 10 grammes d'eau à la surface de la peau, suffirait pour abaisser d'un degré la température d'un animal du poids de 5.360 grammes. (Ch. Richet.)

Cette évaporation est un moyen puissant de lutter contre la chaleur en excès et c'est avec raison que Franklin, expliquant le rôle physique de la sudation, a pu rapprocher ce phénomène de celui qui se passe dans les vases poreux (les alcarazas), dont on se sert dans les pays chauds pour rafraîchir l'eau.

La transpiration est donc la sauvegarde de l'organisme par les températures élevées : aussi, la sécheresse de l'air ambiant, le renouvellement des couches d'air en contact avec la surface cutanée, favorisent-ils la lutte de l'organisme contre l'hyperthermie ?

En somme, plus les exhalations cutanées et pulmonaires sont actives, plus il y a de calorique éliminé et plus la résistance à la chaleur est grande.

Les physiologistes ont, en effet, prouvé que dans les étuves à air sec, on peut lutter longtemps contre l'hyperthermie, tandis que dans les étuves à air humide ou dans un bain chaud, les expériences sont rendues promptement dangereuses par la suppression de cette fonction sudorale.

Ne sait-on pas que les chauffeurs des paquebots ne peuvent résister à l'énorme chaleur des chambres de chauffe qu'en buvant beaucoup d'eau ?

Les Anglais et les Hollandais n'hésitent pas non plus à renvoyer des soldats nouvellement débarqués dans leurs colonies s'ils ne transpirent pas.

La sueur est donc, avant tout, un appareil de régulation thermique et, avec raison, le génial Lavoisier a pu dire que : « La machine animale est gouvernée par trois facteurs principaux : la respiration, la digestion et la *transpiration.* »

*
* *

Fixité de la température chez les homéothermes. — Grâce à cette fonction régulatrice, qui assure en permanence l'équilibre parfait entre la production et la dépense calorifique, les homéothermes peuvent résister aux températures extrêmes (— 60° Sibérie, + 54° Sénégal), sans modifier sensiblement leur température centrale.

Ainsi Davy, dans un voyage de Londres à Ceylan, a observé sur les hommes du bord une différence de 1°93, Brown-Sequard, dans un voyage du Havre aux Antilles, a noté une différence de 0°88, répondant à un écart de température de 21° ; Eydoux et Souleyet, qui sont partis du cap Horn avec 0° et sont arrivés à Calcutta avec 40°, ont constaté sur les hommes de l'équipage 1° de différence. Jousset, sous les Tropiques, a fait aussi les mêmes remarques.

Dans leurs voyages polaires, les explorateurs (Back, Ross, Nansen, etc.) ont trouvé que les hommes de leur suite et que les oiseaux de ces régions conservaient leur température normale (lagopède des saules, gélinotte noire, 43°3, hommes, 36°3 à l'aisselle) par des températures de — 35°, ce qui fait des différences de 70° à 80°.

Ces faibles oscillations sont insignifiantes et on peut dire « que la température des homéothermes est remarquablement fixe et qu'elle est la même pour l'habitant du Pôle comme pour l'habitant de l'Equateur ».

Radiation solaire. Répartition géographique du Coup de Chaleur

En tournant sur elle-même et en décrivant une ellipse autour du soleil, la terre présente à ce foyer de chaleur des parties successivement différentes de sa surface.

Ce double mouvement donne lieu aux jours, aux nuits, aux diverses saisons, ce qui crée des intermittences de calorification et de rayonnement, qui rendent la terre habitable. « Le sol, dit Duclaux, devient ainsi un réservoir de la chaleur du jour pour la nuit et de la chaleur de l'été pour l'hiver. »

En outre, la chaleur atmosphérique est inégalement répartie sur les divers points du globe. Elle diminue de l'Équateur aux Pôles, elle varie avec la latitude, l'altitude et avec chaque région, selon sa proximité de la mer ou sa situation continentale. « A mesure qu'on s'éloigne de la Ligne, dit Le Dantec, l'altitude nécessaire pour la formation des glaciers devient de plus en plus faible et finit par descendre jusqu'au niveau de la mer dans les régions polaires. Le Chimborazo en Amérique et le Kénia dans l'Afrique Orientale transportent sous l'Equateur les neiges éternelles. Il existe donc une climatologie verticale ou en altitude, comme il existe une climatologie horizontale ou en latitude. »

*
* *

Dans la zone intertropicale, le soleil détermine sur son passage une évaporation considérable d'eau qui s'élève et qui forme tout autour de lui un véritable anneau de nuages, que les marins français appellent le *Pot au noir* et les Anglais *the cloud ring*.

Plus tard, quand la température décroît, c'est-à-dire quand le soleil et le Pot au noir se trouvent au zénith d'une contrée, ces masses de vapeur se condensent et il survient alors des pluies torrentielles qui durent plusieurs mois (saison de l'hivernage).

« Le Pot au noir continental, dit Le Dantec, a été comparé à un immense arrosoir tenu par un jardinier, le *Soleil*, qui est chargé d'arroser toutes les contrées intertropicales, à certaines périodes de l'année (saison des pluies) et à certaines heures de la journée : le 21 juin (orages) il arrose les contrées tropicales nord, le 21 décembre il est à l'autre extrémité de son jardin au Tropique du Capricorne. »

Cette marche, ce mouvement pendulaire du soleil sur l'Equateur a pour effet d'entraîner à sa suite l'écran atmosphérique des pays chauds (pot au noir et vents alizés). Les pluies cessent dès qu'apparaissent les alizés ; on entre alors dans la saison de sécheresse.

Au-delà des Tropiques, vers le 30°, s'étend une vaste zone désertique, sans pluie, qui sépare les climats chauds des climats tempérés. (There is the vast rainless tract, which forms a more or less continuous belt of desert, separating the torrid zone from the temperate zone — (Simpson, *Tropical hygiene*, London).

A ce propos, écoutons la belle description de Reclus : « Une large zone de terre, presque sans eau, s'étend en diagonale à travers l'Ancien Monde, des plaines occidentales de l'Afrique aux plateaux de la Chine Orientale. Cette zone, disposée en un immense arc de cercle dont la concavité est tournée vers le N.-O., comprend une grande partie du Sahara, les déserts de l'Egypte et de l'Arabie, les hautes terres de l'Iran, diverses contrées de la Tartarie et la Chine, le plateau de Gobi. »

« Dans cette zone, si la Mer Rouge était isolée de l'Océan Indien, placée comme elle l'est entre deux déserts brûlants, où l'évaporation est évaluée à 7 m. par an, elle serait transformée en un immense bloc de sel en 3000 ans. »

De même dans l'hémisthère austral, les trois continents, l'Afrique, l'Australie et l'Amérique du Nord ont aussi chacun leur zone de terres sèches située dans le voisinage du Tropique méridional : En Afrique c'est le désert de

Kalahari, en Australie les déserts Victoria Gibson, Great Sandy, en Amérique le grand Chaco.

En somme, dit Le Dantec, si ces contrées sont privées d'eau, c'est qu'elles ne sont pas visitées par le Pot au noir, et qu'elles sont éternellement léchées par le souffle desséchant des alizés.

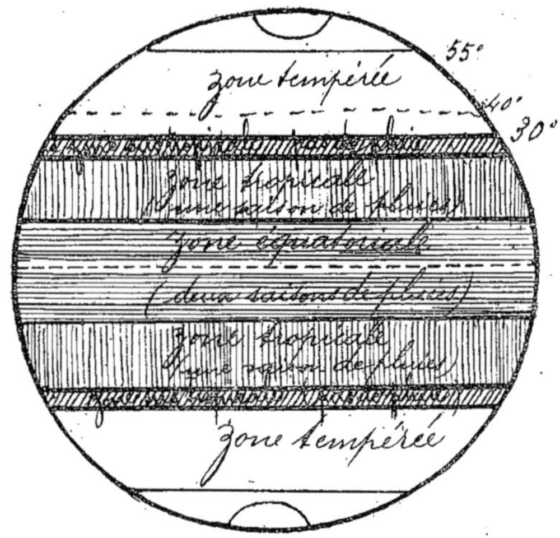

Diagramme de Le Dantec, *Arch. Med. Nav.*, juin 1898.

En amont de cette zone et jusqu'au 40° de latitude Nord, s'étend la région des climats chauds, qui comprend le Mexique, l'Algérie, la Turquie d'Asie, la Perse, l'Afghanistan, le Nord de l'Empire Indien, le Tonkin et la partie méridionale de l'Empire Chinois.

Quant à la zone tempérée, elle est comprise entre le 40° de latitude Nord, passant par Philadelphie, Madrid, Brindisi, Samarkande, Pékin et le 55° de latitude Nord, qui marque son extrême limite septentrionale.

Cette délimitation de la zone tempérée, quoique fictive, s'impose, car elle possède, selon la remarque du professeur Colin, des caractères distincts très marqués :

1° Au Nord du 40° : Les coups de chaleur sont nombreux le jour, exceptionnels la nuit.
Au Sud du 40° : Ils sont aussi nombreux le jour que la nuit ;

2° Au Nord du 40° : Ces accidents thermiques sont observés pendant les 3 mois de l'été.
Au Sud du 40 : Ils sont observés pendant 6 mois (d'avril à septembre) ;

3° Au Nord du 40° : Le pronostic est assez bénin, de 3 à 5 0/0 de mortalité.
Au Sud de 40° : Le pronostic est grave, de 10 à 50 0/0 de mortalité,

En amont du 55°, s'étendent la zone froide et les régions polaires, où les accidents thermiques sont à peu près inconnus.

En résumé, les insolations sont fréquentes dans les zones sus et intertropicales, où la température s'élève facilement à 40° à l'ombre, tandis que dans nos climats tempérés où le thermomètre monte rarement à 35° (température inférieure à celle de l'organisme), la chaleur cosmique a besoin de causes adjuvantes pour provoquer la mort par hyperthermie.

***

DISTRIBUTION GÉOGRAPHIQUE DU COUP DE CHALEUR. — L'intensité calorifique des rayons solaires dans le « Morbus solstitialis » est indéniable ; aussi, les régions tropicales seront toujours la terre classique des insolations.

Là, c'est pendant la saison des pluies, qui dure de juin à novembre, avec une température moyenne de 27° à 35°, qu'éclatent chez les Européens les nombreux accidents hyperthermiques constatés. C'est aussi sous l'action permanente de cette chaleur humide que tous les agents morbides sont exaltés dans leur nocivité.

Cette constatation n'avait pas échappé à la sagacité d'un marabout sénégalais, qui disait un jour : « Votre plus grand ennemi à vous, Blancs, c'est le Soleil. C'est aussi le plus grand auxiliaire des Noirs, vos ennemis. Vous avez vos canons et vos fusils, ils ont le grand Astre, et, à mon avis, s'ils savaient en profiter, ce sont encore eux qui seraient les mieux partagés ».

Au début de nos expansions coloniales dans les pays chauds, la mortalité par insolation et paludisme fut très élevée (40 p. 1000, Vincent), mais la création des *stations d'altitude* (camp Jacob à la Guadeloupe, Balata à la Martinique, etc.), réduisirent promptement la mortalité à 2 p. 100.

Jourdanet, Le Roy de Méricourt et Rochard, furent les grands promoteurs de ces mesures d'hygiène, qui permirent à nos soldats coloniaux de résister sous les Tropiques.

*
* *

Dans l'Asie méridionale, l'insolation est une affection très commune; aussi, c'est surtout depuis la conquête des Indes que l'étude de ce chapitre spécial de la pathologie militaire, a été sérieusement approfondi.

Ce sont, en effet, nos camarades Anglais, les Taylor, Gides, Morehead, Pirrie, Longmore, Barclay, Crawfort, Bonnyman, Stapples, Salter, Fayrer, Bulow, qui, depuis 1843 jusqu'à nos jours, ont suivi là-bas les corps d'occupation militaire et ont observé de véritables épidémies d'insolations, dont ils ont laissé des relations remarquables. Ils furent surtout frappés par la gravité de ces accidents et la mortalité élevée qu'ils entraînaient : 42 p. 100 (Barclay), 33 p. 100 (Buttler), 50 p. 100 (Swiff). Sur 504 cas réunis par Hill, 259 se sont terminés par la mort. A ce propos, M. le professeur Vaillard fait remarquer « *qu'en ces pays, il est des heures du jour où on ne peut s'exposer au soleil sans encourir le risque d'une insolation mortelle.* »

Dans cette même région, les déserts sablonneux de l'Arabie et de la Perse ont été souvent, depuis la terrible expédition d'Alexandre-le-Grand, le théâtre de véritables catastrophes dues au simoun.

Le passage de la Mer Rouge est également célèbre dans les fastes de l'Insolation. Tous les ans des accidents mortels sont signalés durant ces traversées si redoutées des marins. En été, les chauffeurs blancs des paquebots sont là remplacés par des chauffeurs indigènes, qui supportent mieux les hautes températures des chambres de chauffe (56 à 60°).

La conquête des possessions Hollandaises (iles de Sumatra et de Java, qui sont sous la ligne) fut marquée par de vrais désastres militaires, dûs à l'action nocive de la chaleur humide.

En Cochinchine, le climat est constamment chaud et humide; aussi est-il très débilitant et très propice aux accidents thermiques, quoique la moyenne thermométrique, constatée à l'Observatoire de Saïgon, soit à peine de 26°.

Au Tonkin, le climat est chaud et humide en été, mais l'hiver est frais, agréable et permet de se reposer des fatigues estivales. En été, les orages y sont fréquents : le soleil surchauffe un air saturé d'humidité, qui devient étouffant.

Les nuits y sont particulièrement pénibles : aussi constate-t-on de nombreux cas d'insolation de mai à octobre. « De 1890 à 1896 le corps expéditionnaire du Tonkin en a compté 345 cas avec 34 décès. (Vaillard). »

*
* *

En Afrique, les cas d'insolation sont moins fréquents qu'en Asie : ce fait est dû à ce que l'air du Centre Africain est généralement plus sec, d'où évaporation sudorale plus grande et plus facile.

Pourtant, durant la conquête de l'Algérie, nos camarades furent souvent les témoins de véritables désastres dûs à la chaleur : ainsi, lors d'une expédition du maréchal Bugeaud en 1835, 280 hommes furent frappés en quelques heures, 11 se suicidèrent.

Mais au début de la conquête Algérienne, nos troupes lancées en plein pays ennemi, dans des régions arides et sans eau, étaient très lourdement chargées ; d'autant plus que le ravitaillement était là tout particulièrement difficile.

En outre, ces soldats « de carrière » étaient souvent des alcooliques avérés, aussi la mortalité par hyperthermie fut toujours assez élevée.

Au Sénégal, au Soudan, la chaleur fit d'assez nombreuses victimes. Pour y remédier le commandant Gallieni, imitant en cela les Anglais qui sont toujours suivis, dans leurs colonies, d'une armée de coolies (followers), créa des pelotons de fantassins montés à mulet. Cette innovation produisit les meilleurs résultats. « Dans les régions chaudes, écrit Gallieni, *l'Européen doit être un tireur transporté sur le champ de bataille*, car là l'intensité des rayons solaires jointe à l'anémie tropicale fait fondre les effectifs et empêche aux soldats de déployer la vigueur nécessaire pour exécuter les longues marches de nos colonnes. »

Durant la campagne d'Egypte par les Anglais, en 1882,

les insolations furent fréquentes dans leur marche d'Ismaïliah au Caire, à travers un pays sablonneux, désertique et sans eau.

On constata 721 cas, soit 55 p. 1.000, puisque la colonne était forte de 13.000 hommes.

Grâce aux précautions prises (casques, vêtements amples, rangs espacés, marches faites le matin et le soir), cette expédition ne fut pas transformée en un véritable désastre.

Dans leurs guerres contre les Achantis, sur la côte d'Ivoire, les Coups de Chaleur furent très rares et les nombreuses dispositions hygièniques prises firent surnommer ces expéditions « doctor's wars ».

Au Dahomey, en 1892, les cas d'insolation furent peu nombreux, quoique la température fut encore assez élevée en septembre et octobre.

Notre camarade de la marine, le Dr Barthélémy, attribue cette rareté aux dispositions du terrain, qui était couvert et aux haltes qui se faisaient ainsi à l'ombre. « De plus, écrit-il, les hommes avaient des vêtements en treillis, très amples, où l'air circulait bien ; le casque était pris au réveil et les hommes ne le quittaient qu'au coucher du soleil. La charge de chaque Européen en comprenant les armes et les habits qu'il portait sur lui, ne dépassait pas 15 kilogrammes. (*Arch. Méd. Nav.* 1895).

La zone côtière du golfe de Guinée est la plus insalubre du Continent noir. C'est un pays plat, sous un ciel de feu, avec une végétation tropicale luxuriante, et couvert d'immenses marécages, où grouillent des caïmans.

De l'embouchure du Congo au Cap, l'insalubrité va en décroissant et dans les possessions anglaises le climat est doux, surtout sur les plateaux qui sont bien ventilés. Aussi les troupes Britanniques n'ont présenté aucun cas d'Insolation de 1819 à 1843, ni durant leur dernière guerre contre les Boërs.

A Madagascar, les coups de chaleur sont inconnus sur le plateau de l'Imérina, mais sont plus fréquents sur les côtes, où le paludisme règne en maître.

*
* *

Dans le Nouveau-Monde ces accidents solaires sont tout aussi fréquents que dans l'Ancien Continent.

Ainsi le Golfe du Mexique a été appelé « le charnier des blancs » et ce triste renom est dû aux insolations foudroyantes et aux terribles fièvres jaunes que l'on y contracte.

Delacour a constaté de nombreux accidents asphyxiques sur les ouvriers, qui travaillaient au chemin de fer de Vera-Cruz. Il a vu aussi les insolations faire disparaître en quelques semaines les équipages des bâtiments, qui venaient chercher là du bois de campêche.

Sur les hauts plateaux de Mexico, d'après Jourdanet, ces accidents sont rares.

Au Pérou et au Brésil, Sigaud et Tchadi ont fréquemment noté ces morts rapides par hyperthermie.

Dans la Nouvelle-Orléans, à l'embouchure du Missisipi, Bennet-Dowler eut l'occasion d'observer une véritable épidémie d'insolation, qu'il décrivit sous le nom de Solar-Asphyxia.

Enfin, sur la côte atlantique des Etats-Unis et même au Canada, certaines années exceptionnellement chaudes (1837, 1847, 1872) ont été marquées par le nombre considérable de décès dûs à la chaleur. A New-York, en 1887, la population eut à subir 18 jours consécutifs de chaleur torride au sein d'une atmosphère saturée d'humidité ; le thermomètre marquait 37° à l'ombre et deux fois il s'éleva à 43°. Pendant cette période, 500 personnes périrent (L. Colin.)

En 1901, Philadelphie et New-York ont également payé un lourd tribut à la mortalité par insolation (1000 cas environ).

*
* *

En Europe, les Coups de chaleur vont en diminuant du Midi au Nord : aussi sont-ils fréquents en Espagne et en Italie. C'est là d'ailleurs que le 4 juillet 1859, la division d'Autemarre, forte de 12.500 hommes, vit 2.000 soldats tomber dans les rangs, à la hauteur de Vallegio, après son passage du Mincio, sur un pont de bateaux (Guyon).

Mais ces accidents, ajoute M. Vaillard, ne sont point rares par les latitudes de Paris, Bruxelles et Londres : Ainsi en 1853, un bataillon belge accomplissant une marche de 4 lieues sème les deux tiers de son effectif sur la route, 19 hommes succombent ; en 1854, 100 hommes d'un bataillon de chasseurs sont atteints par la chaleur pendant le court trajet de Vincennes à Paris, 9 meurent. En 1871, près de Charleville, une colonne prussienne perd 18 hommes au cours d'une seule marche.

En Allemagne, ces accidents sont assez fréquents. Ainsi en sept années Hiller a relevé 773 cas de coups de chaleur, dont 116 suivis de mort, soit 15 p. 100.

En France, la Statistique Médicale de l'Armée enregistre un certain nombre de coups de chaleur qui sont traités tous les ans dans les hôpitaux et les infirmeries.

Ce chiffre est d'ailleurs très variable et peut osciller entre 38 en 1894 et 187 en 1901.

La mortalité par insolation est assez faible dans les régiments de la métropole : elle frappe surtout les troupes d'Algérie et de Tunisie. Cependant l'année 1898 échappe à cette règle car elle se signale par 10 décès à l'intérieur et un seulement dans la province d'Oran.

« Un chiffre aussi élevé n'avait pas encore été atteint », dit le rapport de cette statistique, mais ces morts regrettables sont dues aux chaleurs exceptionnelles de cet été si sec.

Dans le IIe Corps, les troupes d'infanterie, qui se rendaient au Camp de Sissonne, pour leurs tirs de guerre, furent assez éprouvées, mais il n'y eut pas de décès à déplorer.

Le XIe Corps fut le plus gravement frappé (32 cas, 4 décès). Ce sont le 62e de ligne (Lorient) et le 118e (Quimper) qui furent le plus éprouvés, au cours des manœuvres de garnison ou des manœuvres d'automne. Et le rapporteur de la statistique ajoute : « Pour éviter les grandes chaleurs, les départs avaient lieu avant le jour, à une heure très matinale, abrégeant d'autant la durée du sommeil; d'autre part, en raison des grandes haltes prolongées jusqu'après les heures chaudes de la journée, l'arrivée au cantonnement avait souvent lieu à une heure tardive ; les hommes fatigués, privés d'un repos suffisamment réparateur, présentaient d'autant moins de résistance à la chaleur. »

Voici la marche des coups de chaleur et des décès consécutifs observés pendant 14 ans, tant en France qu'en Algérie-Tunisie :

Années	Nombre de coups de chaleur (infirmeries et hôpitaux).	Décès	En France	Algérie et Tunisie	Mois							
					Mars	Avril	Mai	Juin	Juillet	Août	Septembre	Octobre
1888.......	18	6	3	3	1 Algérie	»	»	»	1	3	»	1 Algérie
1889.......	50	8	5	3	»	2	»	2	1	3	»	»
1890.......	75	6	4	2	»	»	»	»	4	1	1	»
1891.......	*87*	*14*	*6*	*8*	»	2	4	1	»	»	4	3
1892.......	48	8	4	4	»	»	2	2	»	2	2	»
1893.......	115	8	1	7	»	»	»	1	1	1	3	2 Algérie
1894.......	38	4	1	3	»	»	»	1	»	2	1	»
1895.......	106	6	1	5	»	»	»	1	2	»	3	»
1896.......	48	2	»	2	»	»	»	1	1	»	»	»
1897.......	64	4	3	1	1 France	»	»	1	»	1	1	»
1898.......	*166*	*11*	*10*	1	»	»	»	1	1	7	2	»
1899.......	91	7	5	2	»	»	»	»	2	1	4	»
1900.......	125	6	1	5	»	1	»	1	3	»	1	»
1901.......	187	9	1	8	»	»	»	2	1	4	2	»
Totaux.....	1.198	99	45	54	2	5	6	14	17	25	24	6
Moyennes par an...	85	7	3,2	3,8								

Observations. — Avant 1887, la statistique médicale de l'armée ne détaillait pas les décès par mois (coup de chaleur), comme elle le fait depuis 1888.

*
* *

De cette esquisse rapide nous pouvons tirer les conclusions suivantes :

1° Que l'insolation est une affection essentiellement climatérique.

2° Qu'elle règne surtout dans les pays *où la chaleur s'unit à l'humidité*. Aussi, ses foyers de prédilection se trouvent dans les zones côtières ou les deltas des grands fleuves prétropricaux, tels que le Gange, le Mékong, le fleuve Rouge, le Nil, le Niger, le Congo, l'Amazone, et le Missisipi.

Dans les régions tropicales, ces accidents thermiques apparaissent brusquement et simulent de véritables épidémies, qui ont pu faire croire à la présence d'un microbe spécial.

Dans les régions tempérées, au contraire, l'action des rayons solaires n'est pas suffisante pour produire des dé sordres organiques mortels et il faut le concours de nombreuses causes adjuvantes, en particulier la fatigue, pour exalter cette nocivité morbide et sidérer le névraxe.

Et, pour mieux montrer cette différence *entre l'Insolation des Pays Chauds* et le *Coup de chaleur des Pays tempérés*, nous ne pouvons pas mieux faire que de citer quelques observations très caractéristiques.

Ensemble écoutons Züber qui observait à Biskra des insolations rapidement mortelles, dues à une température très élevée, *les hommes étant au repos :*

1° « Le 7 septembre 1877, un « Joyeux » tombe subitement à 4 heures du soir, à l'ombre, auprès de ses camarades. Perte de connaissance, pouls insensible, angoisse respiratoire, peau brûlante. Température axillaire 43°2. Mort au bout d'une demiheure. »

2° « Le 6 juillet 1878, température à l'ombre 44° avec sirocco. Un « Joyeux » sort de la chambrée et rentre bientôt en titubant et en criant « qu'il étouffe. » — Pouls insensible, peau sèche, brûlante, cyanose et angoisse respiratoire — obnubilation intellectuelle complète. — Phlébotomie immédiate, *le sang sort en bavant.* — Transporté à l'hôpital l'asphyxie progresse rapidement — mort 1/4 d'heure après, *le thermomètre marquait 44°*, et sous nos yeux, ajoute Züber, arrive au chiffre incroyable de 45°, qu'il atteignit environ une demi-heure après le décès. »

3° Le 10 juillet 1878, un soldat d'administration rangeait des sacs, tombe brusquement et présente aussitôt les symptômes du collapsus le plus complet. Visage cyanosé, pupilles contractées, dyspnée marquée, peau chaude et remarquablement sèche. T. axillaire 43°5. — Mort 1 heure après, malgré tous les efforts de la thérapeutique.

4° Le 4 juillet 1878, un « Joyeux » travaillait sur la promenade publique à creuser des rigoles d'arrosage. Pris de malaise à 9 heures du matin, il va jusqu'à l'hôpital où il s'affaisse, visage rouge, yeux infectés, pouls rapide, assez plein, irrégulier, dyspnée intense, « a senti la sueur lui rentrer dans le corps. » T. 42°7. Peau sèche et brûlante. — Mort 2 heures après.

En regard de ces exemples d'insolations foudroyantes, dans lesquels la température élevée peut seule être mise en cause, citons quelques exemples de coups de chaleur des pays tempérés, dans lesquels nous voyons toujours apparaître le facteur *fatigue*.

Bien typiques sont les coups de chaleur observés à la fameuse revue du 14 juillet 1877, dans cette légion de la gendarmerie mobile, composée d'hommes très vigoureux. (Relation de Lacassagne).

Avant l'arrivée sur le terrain de Longchamps, quelques-uns se sont déjà plaints, ils éprouvaient une véritable peine à respirer — pas d'excès alcooliques. A ce moment 8 ou 10 gendarmes éprouvent des *syncopes asphyxiques* avec perte plus ou moins complète de connaissance. Secourus ils furent rapidement guéris.

Après le défilé, d'autres cas se produisirent, la gêne respiratoire était plus forte. « L'accablement et la faiblesse augmentaient de plus en plus et après des efforts soutenus, ces hommes pleins d'ardeur et d'amour-propre étaient tout à coup pris d'une syncope, qui déterminait une chute brusque.

Enfin, après avoir traversé un plateau ensoleillé dans le parc de Saint-Cloud, le docteur Roques trouve des gendarmes, des brigadiers, des sous-officiers couchés par groupes.

Le brigadier R. était livide, sans parole. « Je n'osai pas

le saigner, dit Roques, il n'avait plus de pouls » — Un léger mieux se produisit, puis rechute et mort.

Le maréchal-des-logis L..., est envoyé à l'hôpital dans un état alarmant, il sort guéri.

Le maréchal-des-logis S..., traité, sort de sa prostration, il semble mieux, il parle, mais il a le regard ahuri, hagard et la face blême. Mort une heure après.

Dans tous ces cas, on voit des hommes, soutenus par leur amour-propre, marcher jusqu'aux confins de l'extrême fatigue, puis tomber dans le rang, souvent pour ne plus se relever.

Dans la relation de Demmler (marche de Guingamp à Saint-Brieux, étape de 32 kilomètres), la fatigue était encore plus évidente.

Son bataillon était parti à deux heures du matin ; dès sept heures, la température était lourde, accablante. Plusieurs hommes se plaignaient *de ne plus sentir leurs jambes*. A neuf heures, après le repos pris à la grand'halte, la température avait encore augmenté (25 à 30° à l'ombre), chaleur excessive pour le climat tempéré des Côtes-du-Nord.

En entrant en ville, par conséquent à l'ombre des maisons, mais dans un milieu resserré et surchauffé par le calorique rayonnant des murailles, un homme s'affaissa et mourut deux heures après, malgré les soins prodigués.

Cette action néfaste de la traversée des villes au pas cadencé, a été toujours incriminée par nos camarades, en particulier par Marix et Hiller.

En résumé, sous tous les climats, l'*air chaud et sec est un bon compagnon de route* pour les troupes d'infanterie en marche, mais l'*air chaud et humide est un ennemi dangereux*, qui empêche l'évaporation sudorale et provoque l'asphyxie de « ces malheureux portefaix, qui traînent sous le soleil, leur lourde charge de guerre ». (Forguer.)

CHAPITRE II

Le coup de chaleur dans les climats tempérés.

SA FRÉQUENCE DANS L'ARMÉE. — ROLE DE LA FATIGUE. — SYMPTOMES ET PATHOGÉNIE.

> Par la chaleur, la colonne serrée est intolérable
> C'est un étouffoir, où l'air ne circule pas.
>
> Colonel ARDENT DU PICQ.

Le coup de chaleur est un syndrôme complexe dont la pathogénie a toujours exercé la sagacité des physiologistes, surtout depuis les célèbres recherches de Claude Bernard sur la thermogenèse animale et sur le mécanisme de la mort par hyperthermie.

Malgré tous ces travaux, l'accord est loin d'être fait, et, le 15 janvier 1895, M. le professeur Colin, d'Alfort, pouvait dire à l'Académie de Médecine : « En résumé, il faut avouer que nous ne savons pas au juste ce qu'est le coup de chaleur ».

« Ce processus a des degrés nombreux, des formes diverses, suivant qu'il porte ses effets sur un plus ou moins grand nombre d'organes et de fonctions. Il peut allier de la congestion cérébrale, cérébro-spinale à d'autres congestions viscérales, à l'asphyxie commençante, à l'anesthésie, à la syncope et à d'autres troubles, qui s'appellent au lieu de s'exclure. »

Aussi, la complexité de cette affection morbide a-t-elle fait éclore de nombreuses théories ?

Selon les lésions ou les symptômes observés, ces divers expérimentateurs ont expliqué la mort dans l'insolation par la coagulation fibrillaire des muscles cardiaque et diaphragmatique à 43° (Bernard, Kühne, Vallin), par les altérations globulaires du sang (Mathieu et Urbain), la dilatation des gaz du sang (Eulenberg et Wehl), la coagulation du sang dans les vaissaux (Weikard), l'urémie (Obernier), les myocardites latentes (Kelsh), la deshydratation du sang (Chossat), la dégénérescence graisseuse des organes, foie, cœur, rein, diaphragme (Liebermeister et Litten), ou la profonde modification du névraxe (Laveran, Regnard). D'autres, enfin, voient dans ce processus morbide, une auto-intoxication due à l'hyperthermie et aux toxines accumulées dans le sang par la fatigue et le surmenage (Vincent, Lagrange, Helmholtz, Mosso, Ranke et Pflüger.)

Toutes ces théories, émanant d'expérimentateurs consciencieux, prouvent qu'il y a dans chacune d'elles une part de vérité.

En réalité, dit M. le professeur Vaillard, « la pathogénie du coup de chaleur ne semble pas comporter une explication univoque parce que les accidents qui le traduisent ou qu'on lui impute, révèlent un état complexe, ayant des degrés nombreux, des formes diverses et sans doute aussi des causes multiples ».

D'ailleurs en pathologie rien n'est simple, tout est complexe : on ne meurt plus par *la tête, le cœur* ou *l'estomac*, on meurt par infection ou intoxication générales, dont le sang est le principal vecteur.

Quand les défenses naturelles de l'organisme sont vaincues, l'immunité fléchit et le triomphe microbien est assuré (Charrin).

En effet, dans la constitution humaine tout se tient : une

cellule réagit sur toutes les autres, les fonctions sont solidaires les unes des autres et quand l'une d'elle est troublée dans son fonctionnement normal, toutes les autres sont perturbées. C'est là la véritable synergie des fonctions vitales et le mot sympathie (συν παθειν) veut dire pour nous *souffrir ensemble*.

Dans le coup de chaleur grave, il est donc impossible qu'il n'yait qu'une action localisée : l'organisme tout entier est frappé dans sa nutrition générale, dans sa chimie biologique et surtout dans sa dépuration.

Tant que son pouvoir thermique régulateur fonctionne bien la machine humaine lutte avantageusement contre l'accumulation calorifique en excès par le rayonnement, la perspiration insensible, l'exhalation pulmonaire et surtout par l'évaporation sudorale. Mais si la production de la chaleur est supérieure à l'émission, le calorique s'accumule dans l'organisme, agit comme un véritable poison et produit les symptômes si divers du coup de chaleur.

« Malheur aux soldats qui cessent de transpirer en marche ! » écrivait déjà de Meyserey en 1754 (*La Médecine d'Armée*, Paris).

*
* *

Rôle de la Constitution. — Sous l'action des agents thermiques comme sous l'influence des agents microbiens, l'économie ne reste pas inactive : Elle lutte et réagit selon son intégrité fonctionnelle.

Aussi quoi d'étonnant que ce processus présente des formes si nombreuses, si complexes, puisqu'il frappe des organismes si divers par l'âge, la résistance, l'entraînement, les antécédents héréditaires ou personnels, les prédispositions morbides momentanées ou acquises ?

Cette différence de résistance ressort clairement de

expériences déjà vieilles (1801) de Delaroche et de Berger qui, entrant dans la même étuve sèche à 58° éprouvaient des symptômes bien différents.

L'un en effet pouvait y vivre sans souffrance pendant une demi-heure, l'autre était obligé, après quelques minutes d'interrompre rapidement cette tentative pour ne pas succomber à l'asphyxie qui le gagnait.

Blagden pouvait également séjourner sans malaise douze minutes dans une étuve sèche à 83° et Berger sept minutes à 87°.

* * *

Rôle de la calorification musculaire.— Si dans les régions tropicales il est des heures du jour où on ne peut s'exposer au soleil « sans encourir le risque d'une insolation mortelle », dans les pays tempérés au contraire l'ardeur du soleil est rarement assez forte pour déterminer seule ces accidents redoutables.

Avec Lagrange, nous pensons en effet qu'il faut dans nos régions l'intervention de deux facteurs « pour amener le coup de chaleur auquel succombe le jeune soldat en marche sur une route exposée au soleil d'août. Le soleil est assurément l'un des facteurs de l'accident, mais le travail en est un autre et de beaucoup le plus important ».

Telle est aussi l'opinion de M. le professeur Colin et c'est pour nous montrer le rôle puissant de la calorification qu'il a procédé à de nombreuses recherches thermométriques sur des chevaux « exposés au soleil d'été et des chevaux en action ».

Insérant deux thermomètres, l'un à la région costale droite qui devait être ensoleillée, l'autre à la région costale gauche qui devait être à l'ombre, ce savant expérimentateur constate qu'au début de l'expérience les deux thermomètres marquent 35°, mais *après 30 minutes la température de la région exposée au soleil s'est élevée à 42°, l'autre à 38°.*

Malgré cette hyperthermie superficielle, la température centrale s'élève à peine de 1 à 2° chez les grands animaux.

Dans ces mêmes conditions d'expérience, les petits animaux (le lapin par exemple) atteignent vite une température centrale élevée incompatible avec la vie. Plaçant, en effet, un lapin dans une cage suspendue à un mur, au soleil, M. Colin « a noté 43° au rectum après une heure et l'animal meurt après trois heures et demie à compter du début de l'insolation. »

Mais les moutons, les chiens ainsi exposés au soleil, sur leurs pattes, ne meurent pas, à condition de ne pas être enfermés dans une cage : aussi critique-t-il violemment les analystes du coup de chaleur qui se servent des étuves (véritables appareils asphyxiques), des roues rotatoires (véritables appareils de torture), des gouttières (Vallin), des tables de vivisection qui, en immobilisant l'animal, « entravent notablement le cours du sang et de la respiration. »

Et le savant professeur poursuit en disant : « L'hyperthermie dans les conditions où se produisent les accidents du coup de chaleur, ne résulte pas seulement à beaucoup près de la température extérieure, elle tient pour une part considérable, à la surexcitation de la caloricité animale due à l'action musculaire, à la respiration et à quelques autres modifications fonctionnelles. »

D'après lui, l'action des muscles joue « le rôle principal », et voici quelles sont les expériences qui lui permettent d'affirmer cette opinion :

« Sur un cheval porteur de deux thermomètres, le premier dans le ventricule droit du cœur, le second dans les masses musculaires de la jambe, si l'animal cherche à détacher une ruade, Colin voit, une minute ou deux après, que le mercure de celui du cœur a monté de 1 ou 2 dixièmes, quoique le sang, échauffé par la secousse de la jambe, se soit mêlé, avant d'arriver à l'organe central, à celui des autres parties de l'organisme. »

Sur un autre cheval, le professeur d'Alfort insère deux thermomètres, l'un entre le sous-cutané de la face et le masséter, l'autre dans le ventricule droit du cœur. Il note les deux températures de l'animal au repos, puis pendant qu'il lui fait manger quelques poignées de foin ou d'avoine, il constate que la température de la région massétérine s'élève progressivement jusqu'à la cinquième minute de 4 à 6° (chiffre maximum qui n'est pas dépassé) et que la température centrale s'élève également de 1 à 2°.

L'exemple des chiens de M. Laveran est aussi très suggestif. En effet, le premier qui tourne dans la roue de l'étuve meurt assez promptement, le second qui est au repos dans cette même étuve surchauffée résiste très longtemps à l'asphyxie.

L'influence du travail musculaire sur l'hyperthermie est donc indéniable : d'autant que les muscles des moteurs animés sont tous solidaires les uns des autres et quand l'un d'eux se contracte, tous les autres s'associent à son travail.

« Quand j'avais mes deux jambes, disait un zouave amputé, je donnais un fameux coup de poing ! » Et Lagrange ajoute : « Le zouave avait raison, car un coup de poing bien *asséné* est *appuyé* par tout le corps. L'effort qui lance en avant la main fermée commence dans le jarret, qui se tend, puis gagne la cuisse, qui projette le tronc dans la direction du coup à donner ; les muscles des reins transmettent le mouvement au thorax et les muscles du thorax à l'épaule qui, à son tour, fouette l'avant-bras et le poing en leur transmettant la somme de force à laquelle a contribué le corps tout entier. »

En un mot, la masse musculaire « en action » représente un vaste foyer qui ferait élever sans cesse la température centrale de l'organisme, si les homeothermes, grâce à la suractivité fonctionnelle de leur cœur et de leurs poumons, grâce à leur système vaso-dilatateur, n'assuraient pas la réfrigération de leur sang et le maintien de leur corps à une température à peu près constante.

Mais *si l'effort est intense et prolongé,* la production de calorique devient plus forte que l'émission et la température s'élève de 1 à 2°, comme l'ont constaté Davy, Jurgensen, Wunderlich, Obernier, Zuber, Richet et Colin, après des exercices violents ou des marches rapides (coureur de Wunderlich, 39°5),

En septembre 1885, par une température extérieure de 20°, Hiller prend, à la fin d'une marche militaire, la température rectale de 8 fusiliers : « Les thermomètres accusèrent en peu de minutes plus de 39°. Les hommes avaient tous une température propre de 39°2 à 40°1, c'est-à-dire la température d'une forte fièvre. »

Suivant en cela son exemple, nous avons pris également la température de 8 jeunes cavaliers, récemment incorporés, avant et après une reprise d'équitation, au manège, sans étriers, par 15° ; quatre anciens cavaliers, rompus à l'exercice du cheval, servaient de témoins.

Voici les résultats que nous avons constatés :

Cavaliers	Durée de la reprise	Températures	Nombre des pulsations	Nombre des respirations	Examen des urines
8 jeunes incorporés depuis 2 mois.	1 heure	Avant 36°6 à 36°8. Après 38°4 à 38°8.	72 à 78 92 à 102	15 à 16 22 à 25	Un seul (léger nuage d'albumine). Scarlatine remontant à 4 ans.
4 anciens 3e année	1 heure	Avant 36°5 à 36°8. Après 37°5 à 37°7.	72 à 76 82 à 90	15 à 16 18 à 20	Néant.

Ce tableau montre : 1° que tout travail soutenu et prolongé élève la température de l'organisme et augmente le nombre des mouvements respiratoires et des pulsations cardiaques ; 2° que l'habitude du cheval, en donnant de la souplesse et du « liant », diminue l'effort et par suite la caloricité de l'organisme et le travail du cœur ; 3° et enfin que la perméabilité du rein est la meilleure garantie contre les accidents de l'hyperthermie.

Cette élévation de la température persista de 20 à 35 minutes avant de retomber à la normale.

Seul, un des jeunes cavaliers, avait encore 37°5 après une heure de repos. Les urines examinées offrirent un léger nuage d'albumine et dans ses antécédents personnels nous relevâmes une scarlatine remontant à quatre ans.

*
* *

Apprentissage militaire. — Automatisme des mouvements. — Au début de leur apprentissage militaire, les soldats font une dépense exagérée de forces. Au lieu de la souplesse, ils emploient la raideur : leur cerveau est sans cesse en éveil pour commander et diriger chaque groupe musculaire, qui va entrer en action. L'automatisme des mouvements n'est pas encore créé : *Aussi à la fatigue musculaire, ils ajoutent la fatigue nerveuse.*

C'est là, en effet, tout le secret de l'impressionnabilité de nos recrues, car si l'ouvrier dans son travail conserve sa tranquillité d'esprit, le jeune soldat, au contraire, se sent toujours *sous l'œil du chef et sous la menace d'une réprimande ou d'une punition.*

Cette double dépense nerveuse et musculaire exalte les combustions organiques et augmente les produits excrémentitiels, qui sont charriés vers les émonctoires. Aussi, malheur à ceux dont les reins sont facilement congestionnables, car la dépuration organique se fait mal et l'hyperthermie, comme chez notre jeune cavalier, est lente à se dissiper.

Ces « rénaux », ces arthritiques (Senator, Tessier, Finot) doivent être ménagés et surveillés d'une façon spéciale. Leur entraînement est difficile et périlleux : Ils côtoient sans cesse l'auto-intoxication.

Ces albuminuriques intermittents ne doivent pas être amenés aux grandes manœuvres, car chez eux la fatigue et la chaleur retentiraient promptement sur les reins : ce seraient des victimes, des holocaustes offerts volontairement a l'insolation.

Ainsi, un effort continu et violent, une mauvaise dépuration organique, sont les meilleurs facteurs pour exalter l'hyperthermie et amener le coup de chaleur, qui est là plus haute manifestation morbide du surchauffement de l'organisme.

Et si les coups de chaleur ont une prédilection marquée pour les chevaux ou les bœufs qui labourent en terre forte ou qui traînent de lourdes charges dans des ravins par les grandes chaleurs de l'été (Colin), comment n'en serait-il pas de même pour nos fantassins, qui ne sont pas de simples piétons, mais « des porte-faix, qui traînent le long des routes, dans la boue ou la poussière, sous la pluie et le soleil, leur lourde charge de guerre de 28 kilos » ? (Forgue).

*
* *

Mensuration du Travail humain. — Depuis les beaux travaux de Marey et Demény sur la locomotion de la machine humaine, il nous est permis de calculer la somme de travail qu'un soldat dépense au cours d'une marche militaire de 25 kilomètres.

Dans la marche, la propulsion du corps est faite par chaque membre inférieur à tour de rôle. Chaque pas complet comprend deux phases bien distinctes : la première (*phase d'appui unilatéral*), c'est-à-dire quand le poids du corps tout entier est supporté par une des jambes, pendant que l'autre oscille en avant; la deuxième (*phase du double appui*), c'est lorsque le corps repose sur les deux pieds par la pointe de l'un et le talon de l'autre. La marche est donc une série de déséquilibrations successives, et nos muscles, par leurs contractions automatiques, veillent sans cesse à rétablir l'équilibre perdu.

Avec M. le professeur Forgue nous ajouterons : « On ne se fait pas généralement une juste idée de la quantité de travail que supposent les divers modes de la locomotion.

Réfléchit-on à ce fait, c'est que pendant l'appui unilatéral de la marche chaque jambe portante est chargée de tout le poids restant du corps ; d'après des pesées que j'ai faites sur des cadavres, chez un homme pesant 75 kilogr., c'est à peu près 59 kilogr. que ce poids représente; avec les charges réglementaires, cela fait 87 kilogr. dont le transport est confié à 10 kilogr. à peine de muscles. Supposons qu'un soldat ainsi chargé s'élève en deux minutes de vingt mètres : il aura accompli un travail de 1.740 kilogrammètres. Pour avoir l'équivalence de cet effort, sous une autre forme, ainsi que Lagrange l'a calculé, il faudrait prendre par terre successivement 34 poids de 100 livres chacun, et les placer sur une table de 1 mètre; cela dans l'espace de deux minutes. »

Ainsi, un chasseur alpin, pesant 60 kilogr., en faisant une étape de 25 à 30 kilomètres en montagne, produit comme travail moteur près de deux millions de kilogrammètres.

*
* *

Fatigue estivale du milieu militaire. — Durant la belle saison, période active des exercices de service en campagne, des marches, des manœuvres, le travail des fantassins, selon les calculs de M. Baills, atteint généralement de 6 à 700 000 kilogrammètres par jour : Aussi quand vient la fin de l'été, le milieu militaire est un milieu *fatigué*, surtout depuis que le soldat, chargé de son sac, est soumis presque partout aux exigences d'un *tableau de service d'autant plus lourd que le temps qu'il passe sous les drapeaux est plus court* (Coustant).

D'ailleurs, pour obvier aux circonstances fâcheuses de ce surmenage lent dans l'infanterie, M. Cassedebat, dans un livre assez récent sur : l'*Entraînement et ses effets sur le fan-*

tassin, n'a pas craint de demander que *la durée du séjour sous les drapeaux fût augmentée au lieu d'être diminuée*, qu'elle fût reculée d'un an, que les sujets douteux fussent inexorablement éloignés du rang, qu'un choix minutieux fût fait par le recrutement pour verser les hommes vigoureux *dans cette arme qui fatigue le plus*, et qu'enfin une hygiène plus large, une alimentation plus généreuse encore fût accordée à nos soldats « afin de pouvoir leur demander, sans dangers, la somme considérable d'efforts nécessaires pour le métier de fantassin. »

Or, pour exécuter ces vigoureux efforts, que fait la machine humaine ? Elle augmente ses combustions, elle brûle ses réserves nutritives : d'où élévation de température, passage de nombreux produits excrémentitiels dans le torrent circulatoire et abondante expulsion au dehors des scories qui l'encombrent.

Mais si la chaleur cosmique vient à mettre une entrave à l'émission de cette surproduction de chaleur interne, l'hyperthermie ne tarde pas à se produire et à retentir sur le système nerveux qu'elle stimule d'abord (Cl. Bernard), puis qu'elle anesthésie.

L'impression produite par la chaleur sur le système nerveux, dit Colin, n'est « que le premier anneau de la chaîne des causes dont les effets deviennent causes à leur tour. »

Ce trouble nerveux devient le signal d'un branle-bas organique : dès lors, les échanges nutritifs sont perturbés, les plasmas cessent d'être alcalins, le foie, ce fidèle collaborateur des muscles, n'est plus capable de retenir les matériaux toxiques charriés par la circulation porte, et les émonctoires irrités, débordés, se congestionnent.

L'acide carbonique, l'urée, les leucomaînes sont retenus dans l'économie, les stases veineuses se produisent dans divers organes et la machine humaine en détresse, succombe dans l'asphyxie qui grandit, dans la *rigidité calorifique* qui frappe le cœur et le diaphragme.

En résumé, le travail exagéré, la fatigue, la température élevée préparent un lit aux Coups de chaleur.

*
* *

Influence de la charge. — Chez le fantassin, la charge n'agit pas seulement par son poids, mais encore par son mode d'arrimage.

Ici, écoutons la belle description de M. Forgue : « Ce sont, dit-il, les courroies du sac qui étreignent de chaque côté les masses des muscles pectoraux, ces puissances inspiratrices par excellence. C'est le poids du sac qui nécessite la contraction des muscles prenant point d'appui sur les côtes, les emploie à fixer le thorax pour l'effort et les détourne de leur rôle respiratoire. Ce sont les bretelles de suspension des cartouchières, qui se tendent sur la poitrine ; c'est le ceinturon qui entoure la taille, c'est à gauche la bretelle de la musette, à droite la courroie du bidon qui « bataille » avec celle du fusil en bandoulière. »

« Il y a là au total une série d'obstacles, qui gênent mécaniquement la respiration, c'est-à-dire l'élimination du CO^2, au moment précisément où le travail amène une surproduction de ce gaz. »

« De là l'essoufflement qui ne fait que traduire l'intoxication de l'organisme par l'acide carbonique. »

*
* *

Influence de l'habillement. — Ce tableau si précis devrait être encore complété par celui de l'uniforme, si peu adapté aux circonstances : le képi avec sa coiffe basse ne protège ni la face, ni la nuque contre les ardeurs du soleil, la capote épaisse est boutonnée sur la poitrine, le pantalon est étreint à la base dans une petite guêtre de cuir.

Tous ces vêtements forment en somme autour de ces corps en sueur un véritable manchon, qui empêche l'évaporation cutanée : aussi rien d'étonnant que le coup de chaleur frappe surtout les soldats et épargne les moissonneurs qui fauchent, qui travaillent tout le jour, en plein soleil, mais en bras de chemise, la tête garantie par un large chapeau de paille.

D'ailleurs, comme le fait si bien remarquer M. le professeur Kelsch : « L'ouvrier peut ralentir ou accélérer le travail à son gré, il se repose quand il veut, il s'habille comme il lui plaît, il se nourrit suffisamment, bref il assure l'équilibre par une adaptation spontanée et instinctive de ses efforts et de tous les actes de la vie aux exigences de l'organisme. »

« Le soldat en marche n'a pas le droit d'écouter la voix de l'instinct, il ne peut obéir qu'à celle du devoir, le devoir lui montre un but : il faut l'atteindre ou tomber dans le rang. »

Malgré nous, les lourds vêtements et le sac compressif des fantassins, la cuirasse et le casque des cavaliers nous font penser à la muselière des chiens de Richet ainsi exposés au soleil d'été. Or, chez ces animaux, cet obstacle mécanique empêche la *polypnée thermique*, moyen de défense salutaire et chez nos hommes l'équipement et l'habillement entravent l'évaporation cutanée, qui est la grande sauvegarde du coup de chaleur.

L'influence de la charge est donc indéniable : d'ailleurs quel est celui d'entre nous qui n'a point vu à la fin des marches militaires de nombreux traînards s'attarder le long des colonnes et reprendre bientôt leur place, quand ils sont délivrés de leur sac et qu'ils ont bu un quart de boisson tonique !

Le thorax ainsi allégé reprend vite sa liberté respiratoire et élimine promptement l'acide carbonique, qui produit l'essoufflement.

A notre avis, le sac chargé est un des grands facteurs de ces accidents thermiques ; aussi faut-il se rappeler des sages conseils du Maréchal Bugeaud, qui répétait souvent : « Plus d'un cheval, plus d'un homme, sont restés en arrière, pour un kilogramme de trop sur le dos ! »

De nombreux généraux ont réclamé et réclament encore l'allégement du soldat : nous-même nous serions très heureux que le cri du général Lewal fut entendu : « Allégez ! allégez ! dit-il. On a fait les guerres passées avec un chargement excessif ; les conditions modernes sont différentes et l'allègement s'impose. »

Si, en effet, pendant la conquête de l'Algérie, il était logique de surcharger un peu nos hommes, jetés en plein pays ennemi, sans voie ferrée, sans ravitaillement bien assuré, il n'en est plus de même pour les troupes, qui iront se battre un jour sur les bords du Rhin et qui pourront être, avec nos réseaux de chemins de fer actuels, réapprovisionnées en quelques heures.

*
* *

L'insolation est l'apanage des fantassins. — Une autre preuve de l'action certaine de la fatigue sur l'apparition de ces accidents thermiques, c'est que dans l'armée, l'infanterie seule semble détenir le triste privilège des insolations.

Dans les armes à cheval, en effet, la fatigue des cavaliers rompus à cet exercice, est bien moins grande et l'aération des colonnes est mieux assurée.

Aussi, faut-il des circonstances exceptionnelles de surmenage ou d'alcoolisme et surtout le port de la cuirasse ou du col-cravate pour faire naître, chez eux, ces accidents thermiques comme cela est arrivé dans la gendarmerie mobile, à la revue de Longchamps de 1877 ou à la 4e brigade de cuirassiers, en 1886, dans une marche forcée du Camp de Châlons à Sainte-Menehould (8 kilomètres de grand trot, sous un soleil de plomb, avec nuages de poussière et réverbération des terrains crayeux de la Champagne Pouilleuse) (Relation de Géraud).

*
* *

L'ordre de marche. — En outre dans l'infanterie, les soldats marchent par groupes compacts et ces collectivités en marche entraînent avec elles une atmosphère d'air vicié par la poussière, la sueur et une forte odeur d'humanité.

Cette atmosphère artificielle saturée de vapeur d'eau et d'air *prérespiré* est absolument délétère. Sous cette calotte méphytique, les hommes ne pouvant accomplir librement leurs échanges gazeux sont rapidement congestionnés, cyanosés et menacés par l'asphyxie, à moins qu'un coup de vent ne vienne renouveler cet air et chasser au loin ce poison humain. De là, la fréquence des insolations au centre des colonnes, leur petit nombre en tête, leur rareté à l'avant et à l'arrière-garde.

Aux Indes, quand les autorités militaires eurent compris que les hommes devaient marcher par rangs séparés, la mortalité par insolation baissa promptement.

*
* *

Etat hygrométrique de l'air. — Une autre cause adjuvante, bien mise en lumière par la physiologie : c'est l'état hygrométrique de l'air.

La chaleur *sèche*, en effet, se supporte aisément tandis

que la chaleur *humide* met un obstacle sérieux à l'évaporation sudorale et trouble ainsi la régulation thermique.

C'est à cause de cette saturation de l'air, que les régions basses, marécageuses, les vallées profondes, l'estuaire des fleuves, les côtes sont si inhospitalières en été et que le séjour aux Indes, en Cochinchine, au Tonkin est si pénible et si débilitant.

Durant notre séjour dans le Sud-Oranais, à Djenien-bou-Rezk, nous avons pu nous-même constater que l'action était possible sur les Hauts Plateaux, malgré des températures estivales très élevées (45 à 48°, température relevée à l'observatoire météorologique du poste) et que l'exercice était plus pénible sur le littoral méditerranéen (à Nemours, Oran, Alger) par des températures de 28 à 35°.

C'est également à la haute hygromicité de l'air qu'il faut attribuer ces catastrophes, qui sévissent parfois sur le littoral atlantique de l'Amérique du Nord, dans les grandes villes des Etats-Unis, surtout à New-York, où 500 insolés succombèrent en 1786 et en 1887 et où 1.000 personnes ont encore péri du 25 juin au 15 juillet 1901.

En résumé, pour produire les coups de chaleur dans les pays tempérés, il faut le concours de nombreux facteurs ; les uns provoquant le surchauffement de l'organisme, les autres empêchant l'émission du calorique en excès.

Dans nos régions, dit Lagrange, « le soleil ne tue pas l'homme en lui donnant un surcroît de chaleur, mais en l'empêchant de se défaire de sa chaleur intérieure, qui s'est développée en excès ».

A cela, Martin ajoute : « La chaleur, comme le froid, constitue par elle-même un véritable poison, quand elle trouble et entrave le fonctionnement de nos cellules ».

Mais dans la zone tempérée, la chaleur n'est jamais assez élevée pour provoquer, comme sous les tropiques ces insolations graves, ces congestions myélencéphaliques intenses, ces coups de chaleur paroxystiques (Couteaud), qui poussent au suicide et aux mutineries (Bugeaud, Legouest, Périer), et qui sidèrent le bulbe en quelques instants.

Si on consulte la Statistique Médicale de l'Armée Française, on voit que les coups de chaleur apparaissent à la fin des rudes étapes, par des températures moyennes de 25 à 30°, par des temps couverts, orageux, remplis d'électricité, dans les vallées profondes, sans air, quand l'homme *suant*, *soufflant*, *étant rendu*, semble marcher comme dans un rêve, avec sa face vultueuse, sa respiration haletante, ses yeux hagards et injectés de sang, avant de succomber à la menace de l'asphyxie, qui le gagne.

Ces accidents thermiques sont donc provoqués par une résultante faite de calorique en excès, de fatigue, d'acide carbonique, d'acide lactique et de leucomaïnes (A. Gautier), qui anesthésient le névraxe, ce gardien vigilant de nos défenses naturelles et qui troublent la chimie biologique de tous nos tissus.

Ainsi perturbé, l'organisme en détresse ne peut plus continuer sa marche ; le cerveau semble envahi par une sorte d'ivresse et le soldat râlant, asphyxiant, tombe brusquement dans les rangs ou sur les accotements de la route, aux revers des fossés.

En un mot, ce sont les fantassins pesamment chargés, les hommes déprimés par des excès de toute nature (insomnie, alcool), par les longues factions, les pénibles reconnaissances, les troupes contraintes à des étapes rapides, forcées, sous un ciel brûlant et orageux, qui payent le plus lourd tribu à l'Insolation.

*
* *

Symptomatologie. — Dans le coup de chaleur, les principaux organes de la vie : cœur, poumons, reins, centres nerveux, sont atteints simultanément, mais à des degrés nombreux, différant tant par l'intensité de la chaleur cosmique, par le nombre des causes « secondes », que par l'impressionnabilité morbide des insolés.

Voyons comment se déroulent ces accidents sur des troupes en marche :

Rares avant huit à neuf heures du matin, les accidents thermiques apparaissent quand la température extérieure commence à s'élever vers 25° et au delà, surtout si le temps est couvert et sans brise.

A ce moment-là, on observe déjà de la fatigue dans les rangs. Les hommes ne chantent plus, ils donnent de fréquents « coups d'épaules », ils se penchent en avant, ils ne marchent plus avec leur moelle mais avec leur cerveau. Les figures sont congestionnées, vultueuses, couvertes de sueur, la colonne s'allonge, les hommes marchent tête baissée, parfois en murmurant, les bourgerons de treillis sont traversés par la sueur.

Certains s'arrêtent, pris de syncope, ou vont trouver le médecin, se plaignant de céphalalgie, de vertiges, d'étouffements. *C'est le sac qui me gêne, qui m'étouffe! je ne puis plus avancer!* telles sont leurs paroles habituelles. C'est là le premier avertissement, le prélude de cette lutte qui se livre dans l'organisme entre la chaleur-poison, qui s'accumule et la fonction régulatrice, qui essaye d'éliminer ces toxines.

Ces faits légers sont promptement guéris, en enlevant le sac à l'homme, en le dégraffant, en lui donnant à boire et en le laisant monter pendant une pause dans la voiture d'ambulance.

Un peu plus loin, la fatigue et la chaleur augmentant, on voit encore tomber des hommes dans les fossés. Leur état est plus grave. Faiblesse, vertiges, céphalalgie, troubles de la vue, douleurs épigastriques, nausées, soif vive, langue sèche, ténesme vésical avec urine abondante et pâle. La face est congestionnée, la peau est chaude, couverte d'une sueur abondante parfois visqueuse, le pouls est plein et rapide, les pupilles plutôt contractées. On observe aussi des symptômes pectoraux : oppression, dyspnée, spumes sanguinolentes aux lèvres.

Dans cet état, l'organisme peut encore lutter, et le retour à la santé est encore possible : La température, en effet, étant de 39° à 40°, n'est pas assez élevée pour frapper le cœur et le diaphragme de « rigidité calorifique », ce qui arrive fatalement quand la température atteint 43 ou 44°.

Dans les formes plus graves, les accidents évoluent parfois d'une façon foudroyante : l'insolé tombe dans le rang, a quelques mouvements convulsifs et expire en quelques minutes.

Habituellement, la marche de ces symptômes n'est pas aussi rapide : l'insolé tombe à terre, la face vultueuse, les artères battant énergiquement, l'intelligence obnubilée, le cœur tumultueux, la poitrine oppressée. Alors, deux cas peuvent se produire, ou bien l'asphyxie et le coma font des progrès rapides (insolés bleus), les membres pendent inertes, la sensibilité est éteinte dans tous ses modes, le pouls devient imperceptible ; ou bien la face pâlit, la peau s'assèche (insolés blancs), les convulsions et le délire paraissent, la température s'élève rapidement à 42°, 43° et la mort clôt la scène.

La face pâle et la peau sèche sont toujours d'un pronostic fâcheux, qui n'avait pas échappé à de Meyserey quand il disait : « *ce qu'il y a de plus à craindre, c'est la prompte suppression de la sueur* », ni à Colombier, qui dans son traité d'hygiène militaire, écrivait, en 1775 : « La phrénésie est très dangereuse, elle occasionne souvent une mort prompte, car c'est une véritable inflammation des méninges, et quelques fois même du cerveau ».

Le délire, dans ces cas-là, est souvent professionnel : Ainsi, le malade d'Obernier fit partir brusquement un coup de fusil, croyant qu'on lui avait commandé « *de tirer sur un cerf* ». En 1893, aux grandes manœuvres, nous avons vu aussi un sergent du 161e se précipiter sur les faisceaux et, baïonnette au canon, charger contre des ennemis imaginaires.

Au mois de juin de la même année, nous avons secouru un adjudant du 161e, qui tomba brusquement sur le front de bandière du camp de Châlons, durant une revue. Transporté d'urgence à l'hôpital, avec le diagnostic « coup de chaleur », il mourut quelques jours après. A l'autopsie, on trouva une apoplexie cérébrale consécutive à la rupture d'une artère méningée moyenne provoquée par une gomme syphilitique (nécropsie pratiquée par M. le médecin principal Bouchez).

*
* *

Pathogénie. — La pathogénie du coup de chaleur est très complexe. A notre avis, toutes les interprétations se complètent au lieu de s'exclure ; elles représentent, en un mot, les divers anneaux d'une chaîne pathologique.

Schématiquement, voici comment on peut se représenter la sériation de ces phénomènes morbides :

Tant que la fonction régulatrice est à la hauteur de la situation, c'est-à-dire, tant qu'il y a équilibre entre la porduction et l'émission du calorique, l'économie résiste assez bien, grâce à la suractivité fonctionnelle qu'elle déploie, mais qui s'accompagne d'un nouvel excédent de chaleur.

L'organisme tout entier lutte pour chasser ce poison-chaleur, les tissus, les organes donnent des signes d'impatience, ils souffrent déjà du manque d'oxygène et réclament au système nerveux (ce roi des organes) son concours — *Période prémonitoire.*

La lutte s'engage alors dans tous les coins de l'organisme, la circulation centrale et périphérique deviennent plus actives, les mouvements respiratoires sont augmentés, plus profonds, les sécrétions sont plus abondantes (envies incessantes d'uriner, etc.) — *Période de lutte.*

Mais le malaise persistant, le calorique et l'intoxication augmentant, le système nerveux, d'abord exalté, se ralentit, s'anesthésie sous l'action continue de la chaleur (Cl. Bernard), le cœur se fatigue, les battements sont moins énergiques et plus irréguliers, les poumons se parésient, s'engorgent, les organes splanchniques se congestionnent et les sinus veineux du cerveau sont remplis de sang noir. Alors paraissent le vertige, le délire, les convulsions et enfin le coma qui précède le collapsus final — *Période de défaillance.*

Pendant ce temps la peau s'assèche et la déperdition superficielle de chaleur ne se faisant plus, le surchauffement de l'organisme est rapide et la température centrale s'élève promptement de 41 à 43 et même 45°.

A ce moment, les fibres musculaires du cœur et du diaphragme se paralysent par la coagulation de la myosine et l'asphyxie clôt la scène — *Période mortelle.*

Cette notion de la « rigidité calorifique » qui frappe les muscles, surtout le cœur et le diaphragme vers 43, 45° est, selon M. Laulanié, *le fait capital qui domine toute la pathogénie de la mort par hyperthermie.*

C'est à notre illustre physiologiste Cl. Bernard qu'est due cette loi : « Les animaux surchauffés succombent dès que leur température centrale atteint un certain degré bien déterminé et spécial à chaque groupe (oiseaux, 45 à 50°, mammifères, 43 à 45°). »

*
* *

Influence des états morbides sur l'insolation. — Avec notre camarade Marix, nous ferons remarquer « que sous l'influence de l'hyperthermie, l'insolé réagit d'après la constitution anatomique de ses organes. »

C'est ainsi que nous pouvons expliquer ces séries d'accès délirants, avec impulsion homicide, produits par la chaleur sur nos troupes d'Algérie, pendant les premières périodes de la conquête. Chez ces vétérans de l'alcoolisme, l'hyperthermie donnait naissance à de véritables crises de délire alcoolique.

Des accès délirants sont également observés par les hautes températures ou par les jours de sirocco, chez les typhiques et les paludéens qui sont traités dans les hôpitaux d'Afrique et surtout *sous la tente*. Leur mortalité est plus élevée durant ces journées accablantes.

L'insolation guette encore les tuberculeux latents, les convalescents d'affections pulmonaires (pleurésie, pneumonie), les albuminuriques intermittents, les rénaux, les myocardiques, consécutifs aux maladies infectieuses prolongées (fièvre typhoïde, rhumatisme, paludisme, etc...) Ces meiopragiques sont tout spécialement exposés aux accidents thermiques par insuffisance d'hématose ou de dépuration organique.

Enfin, certains auteurs ont prétendu que l'insolation prédisposait à la tuberculose. A notre avis, il n'en est rien : chez les prétuberculeux, les accidents thermiques éclatent plus facilement car l'hématose et les échanges pulmonaires se font déjà moins bien chez eux que chez des sujets normaux.

L'insolation isolée, sans cause bien déterminée, fera donc songer à la tuberculose latente.

Cette conviction nous a été suggérée par l'observation minutieuse de deux de nos insolés : le premier, un insolé nocturne dans une chambre d'hommes ; le second, un sergent insolé au mois de mai, sans température extérieure très élevée et qui furent tous les deux, à la suite de ces accidents, réformés temporairement pour « bronchite suspecte ».

En résumé, l'hyperthermie devenue à la longue un poison pour l'organisme, *réveille mais ne crée ni les névroses ni les tuberculoses latentes.*

*
* *

Lymphocytose du liquide céphalo-rachidien dans l'insolation. — En terminant ce chapitre de la Pathogénie des accidents thermiques, nous mentionnerons les curieuses recherches faites par notre camarade et ami le docteur Dopter, professeur agrégé du Val-de-Grâce, qui a étudié la lymphocytose du liquide céphalo-rachidien dans plusieurs cas de coups de chaleur.

Voici le résultat de ses recherches, qu'il a communiquées à la Société Médicale des Hôpitaux, dans sa séance du 4 décembre 1903 :

Dans les cas bénins, Dopter a constaté, en pratiquant la ponction lombaire, une hypertension assez marquée du liquide céphalo-rachidien, qui est clair, transparent, sans lymphocytes.

Dans les cas graves, hypertension plus marquée encore :

parfois teinte ambrée et albumine dans le liquide céphalo-rachidien. Après centrifugation, notre camarade constate la présence de polynucléaires, du moins au début, et même polynucléose prédominante ; ultérieurement, sur ces mêmes malades, la lymphocytose remplace la polynucléose, ce qui coïncide avec la disparition des phénomènes aigus. Cette lymphocytose peut disparaître rapidement, mais peut persister pendant plusieurs mois. Dans un cas, elle existait encore au bout d'un an.

La présence de ces éléments cellulaires, dans le liquide céphalo-rachidien des malades atteints de coups de chaleur graves, a une signification pathologique évidente, qui n'a pas échappé aux investigations de notre camarade.

Dans ces cas-là, en effet, Dopter pense qu'il y a une véritable irritation méningée, dont ces leucocytes sont l'expression manifeste et qui peut expliquer les phénomènes nerveux persistants, qui sont souvent observés dans le décours de cette affection.

Enfin, notre camarade insiste tout spécialement sur *l'action thérapeutique évidente de la ponction lombaire, qui fait disparaître d'emblée, ou après plusieurs séances, la céphalée terrible que présentent certains insolés.*

CHAPITRE III

Traitement du coup de chaleur

Nous n'avons pas l'intention de décrire ici le traitement classique du coup de chaleur par la ventilation, les frictions cutanées, les affusions froides, les boissons stimulantes, les injections hypodermiques, la respiration artificielle, les tractions rythmées de la langue, qui suffisent dans les formes bénignes de l'insolation. Nous insisterons seulement sur quelques moyens thérapeutiques qui nous paraissent précieux dans les formes graves du coup de chaleur.

Nous voulons parler :

1° De la réfrigération ;

2° De la saignée suivie d'une injection de sérum artificiel ou saignée-transfusion ;

3° Et des ponctions lombaires.

Dans le coup de chaleur grave, il faut obéir eux quatre grandes indications suivantes :

1° Soustraire l'insolé aux causes de l'hyperthermie ;

2° Abaisser sa température par la réfrigération ;

3° Désintoxiquer son organisme par la saignée en cas d'asphyxie ;

4° Stimuler son système nerveux, ce grand régulateur des actions biologiques, par la réfrigération et la saignée-transfusion.

RÉFRIGÉRATION

En s'évaporant à la surface du corps, l'eau produit un abaissement de la température : aussi a-t-elle toujours été employée (peut-être d'une façon trop discrète), contre les accidents thermiques.

Réfrigération externe. — Les méthodes hydrothérapiques ne sauraient être employées indifféremment, car les unes, comme les lotions froides et le drap mouillé agissent superficiellement par action réflexe, tandis que les autres (affusions froides et bains froids) ont une action plus profonde sur le système nerveux et sur les centres vasculaires.

Affusions froides. — *Aux formes bénignes* : les lotions froides ou le drap mouillé.

Aux formes graves : les affusions froides ou le bain frais à 30°.

Currie et Trousseau préconisaient déjà de leur temps les affusions froides contre les accidents cérébraux, le délire et l'ataxie.

Tombant d'une hauteur de 1 mètre à 1 m. 50, les affusions froides ajoutent à l'action antithermique une action percutante, qui exerce une vigoureuse stimulation sur les troubles nerveux.

En marche, transporter l'insolé dans un endroit ombragé, ou mieux dans une grange voisine, l'étendre nu sur un lit de paille et verser par le robinet du grand bidon des hommes, de l'eau froide, puisée directement à la source ou au puits voisin.

Pendant l'affusion qui sera faite surtout au niveau de la

tête et du thorax, les infirmiers exerceront de vigoureuses frictions sur les membres et les flancs.

Si on se trouve au voisinage d'un ruisseau, ne pas craindre d'y plonger le malade pendant cinq minutes à plusieurs reprises.

En rase campagne, loin d'une source, faire boire le malade, flageller vigoureusement le visage et la poitrine avec une compresse mouillée (eau du tonnelet ou du petit bidon des infirmiers) et le stimuler ensuite par tous les moyens mécaniques appropriés. Il faut surtout mettre l'insolé à l'abri du soleil en tendant une capote sur sa tête et l'isoler si possible du sol surchauffé (Guyon).

Un thermomètre doit être placé à demeure dans l'anus du malade : ceci permet de connaître à tout instant la température centrale et l'abaissement progressif produit par le traitement.

L'usage du thermomètre nous paraît donc être indispensable, car il reflète l'état de l'insolé. Et, comme le dit Ellis: *Cet instrument doit être le guide de toute médication antithermique*. Aussi, sa présence est-elle nécessaire dans une trousse d'urgence contre l'insolation.

Bains frais. — *Au cantonnement*, se procurer si possible une baignoire et donner un bain frais à 30°. Eviter les bains froids à 18° à cause du retentissement trop brutal sur un organisme déjà si prostré.

Les bains froids de 28 à 30° stimulent doucement le névraxe, abaissent la température, provoquent la diurèse et l'élimination des produits toxiques. « A cette action éliminatrice, dit Grasset, se joint une action stimulante générale et dans les cas de dépression, d'adynamie ou ataxo-adynamie, l'eau froide fait merveille. »

Quand l'état général se sera franchement amélioré, que le pouls aura repris de l'ampleur, que la température sera tombée entre 38 et 38°5, le malade sera alors transporté dans un lit, placé au milieu d'une chambre vaste, aérée, les croisées seront laissées mi-closes pour éviter le confinement de l'air, qui favorise si bien le retour de ces accidents.

Il faut se rappeler aussi que les récidives sont fréquentes et qu'une surveillance rigoureuse est nécessaire.

Réfrigération interne. — *Les boissons froides et abondantes*, constituent un excellent moyen pour ouvrir les reins.

On sait, en effet, que l'introduction d'un liquide froid dans l'estomac provoque rapidement par réflexe, un relèvement de la tension sanguine, un abaissement de la température centrale et une diurèse abondante.

Cette méthode, vulgarisée en France dans le traitement de la dothiénentérie par M. le professeur Debove, est également indiquée dans le traitement du coup de chaleur.

Les lavements froids et salés, réveillent aussi les contractions péristalliques du tube digestif, désobstruent le gros intestin et spolient une certaine quantité de chaleur.

M. Forest conseille les lavements chauds à 42°, qui sont beaucoup plus actifs d'après lui.

D'après M. Vincent, quelques médecins de la marine n'ont eu qu'à se louer dans certains cas très graves, *d'une révulsion énergique par l'eau bouillante faite sur les pieds.*

En résumé, dans le traitement du coup de chaleur, la réfrigération sous toutes ses formes s'impose pour abaisser la température, pour stimuler le système nerveux et pour provoquer la diurèse.

LA SAIGNÉE.

Trop prônée par nos pères, qui épuisaient l'organisme pour le rénover (Louis XIV fut saigné 9 fois, à propos d'une insolation), la saignée est actuellement frappée d'un ostracisme immérité.

Elle a été surtout proscrite par les médecins anglais des Indes, dans le traitement de l'insolation.

Jacubasch, après un insuccès, traite la phlébotomie de « crime thérapeutique » et Juhel-Rénoy écrivait en 1891 : « La saignée est morte, pour le plus graud bien des malades, cet oubli est mérité... Nul ne sera plus tenté désormais de l'employer. »

Or, quel est celui d'entre nous qui n'a point vu un pneumonique, un urémique, un malheureux atteint d'œdème aigu du poumon ou un insolé « *bleu* » asphyxiant, râlant, avec des spumes sanguinolentes aux lèvres, dans une anhélation complète, dans un état comateux profond, qui n'a pas vu, dis-je, un de ces hommes, « *ivres de sang* », selon la vigoureuse expression de Récamier, renaître à la vie sous l'influence d'une déplétion sanguine, alors que tous les moyens stimulants étaient restés impuissants ?

Entre l'enthousiasme du passé et la réprobation moderne, il y a place, dit M. A. Robin pour une opinion moyenne qui s'appuie sur une rigoureuse expérimentation. Avec la collaboration de Binet, il a étudié dans ce but l'action des émissions sanguines sur la nutrition générale et sur les échanges respiratoires.

Voici un tableau résumé de l'action des hémorragies sur le chimisme respiratoire.

Par kilomètre-minute	Règles	Ventouses	Saignée du bras
	p. 100	p. 100	p. 100
Ventilation pulmonaire	12,73	21,62	48,23
CO^2 produit	19,73	23,27	59,80
O^2 consommé	12,73	22,85	64,60
O^2 absorbé par les tissus	7,57	21,62	111.01

L'éloquence de ces chiffres se passe de commentaires et le savant professeur conclut en disant que « la soustraction d'une quantité « modérée » de sang est un moyen d'oxydation, qui favorise les échanges généraux et surtout les échanges respiratoires. »

Aussi, dans l'asphyxie par coup de chaleur, pourquoi n'utiliserions-nous pas ce moyen puissant de décongestionner promptement une poitrine gorgée de sang et de faciliter ainsi les échanges gazeux dans les alvéoles hypérémiées ?

Mais pour retirer de la phlébotomie un bénéfice réel, il ne faut pas attendre que les défenses organiques soient vaincues, que les plasmas aient perdu leur alcalinité, que la contractilité des muscles cardiaque et diaphragmatique ait disparu et que l'action anti-toxique du foie n'existe plus.

Pour être utiles, ces émissions sanguines doivent être faites quand l'organisme commence à être en proie à une asphyxie menaçante et non quand il se trouve dans le désarroi final.

Par son action spoliatrice sur les toxines, par sa diminution de la tension sanguine, par son heureuse influence sur les hypérémies passives du cerveau et du poumon, la saignée nous paraît absolument indiquée dans les formes sthéniques et contre-indiquée dans les formes asthéniques du coup de chaleur.

Et à l'anathème de Jacubasch disant : « C'est une monstrueuse habitude que d'avoir recours à la saignée pour l'insolation se produisant dans les marches, au grand soleil, alors que le soldat qui en est victime est déjà sous le coup « d'une fatigue excessive », nous répondrons avec Obernier : « Dans quel cas une saignée peut-elle être faite plus à propos que dans l'hypérémie passive des poumons et du cerveau portée à un haut degré, que dans l'engorgement précédant et occasionnant la paralysie du cœur ? Ou avec Passauer : « Les soldats qui tombèrent, furent portés dans les voitures d'ambulance et l'on produisit chez eux la réaction. Ils furent ensuite saignés abondamment. Grâce à cette précaution, sur 30 cas il n'y eut aucun décès. »

En France, les médecins militaires n'ont pas, contre la saignée, une répulsion aussi marquée que les médecins des Indes. La phlébotomie a gardé ses indications surtout dans les formes asphyxiques : Héricourt la préconise et Giraud surtout s'en fait l'ardent défenseur. « La saignée seule, dit-il, pouvait sauver nos malades, c'est notre conviction et l'insuccès dans l'un des cas ne saurait en rien la diminuer. Les sangsues aux apophyses mastoïdes sont aussi utiles, ainsi que les ventouses scarifiées sur la poitrine ou mieux au niveau du triangle de G.-L. Petit pour décongestionner les reins, car Renaut, Lejars et Tuffier ont montré que « des anostomoses unissent en ce point les veines de la capsule du rein aux veines des parois lombaires. »

En résumé, la saignée ne doit plus être élevée à la hauteur d'une méthode générale, d'une panacée unique dans toutes les formes du coup de chaleur, mais il faut la prôner comme un moyen eupnéique puissant, capable d'atténuer les hypérémies passives du poumon et du cerveau.

SÉRUM ARTIFICIEL ET SAIGNÉE-TRANSFUSION

Puisque le coup de chaleur, dans les pays tempérés, est l'aboutissant pathologique de tout travail exagéré fait sous une température élevée, puisque ces accidents hyperthermiques sont la triste rançon d'une auto-intoxication aiguë, il était tout naturel de songer aux injections de sérum artificiel qui, depuis quelques années, donnent des résultats si consolants dans la thérapeutique des maladies infectieuses.

Les effets physiologiques de ce sérum nous sont connues depuis les travaux d'Hayem, en 1884.

Appliqué d'abord par les chirurgiens aux grandes hémorragies traumatiques, son action ne fut tentée dans les infections microbiennes aiguës que vers 1893-94, comme en témoignent les relations de Dastre, Mayet, Lejars, Delbet, Bosc et Védel.

D'après ces physiologistes, voici quels sont les principaux effets de ces injections salées que nous résumons ainsi :

1° *Relèvement de la tension* sanguine, ce qui annihile l'hypotension consécutive à la saignée.

2° *Stimulation des centres nerveux, hématopoiétiques*, et d'une manière générale la régénération du sang et de tous les éléments anatomiques, qui ont pour résultat de renforcer les défenses de l'organisme.

3° *Elimination des déchets toxiques* par les exutoires naturels, la salive, la sueur, les urines, les matières fécales.

Après une injection de sérum artificiel on assiste à deux phases bien distinctes : l'une dite « période de *réaction critique* », caractérisée par un frisson, suivi bientôt d'accélération du pouls et d'hyperthermie durant laquelle se produit une véritable débâcle intestinale, urinaire, sudorale et une période « de réaction post-critique », dans laquelle toutes les fonctions se régularisent progressivement. Le pouls et la respiration s'améliorent et la température tend à descendre vers la normale.

En outre, l'injection de sérum artificiel combat la *deshydratation organique*, qui est consécutive à l'abondante évaporation sudorale des soldats en marche. Elle relève la tension sanguine et modère les battements cardiaques, car, selon Marly, *le cœur précipite ses contractions à mesure que la pression baisse dans le système vasculaire périphérique*.

Ces résultats ont été confirmés par Huchard et Fiessinger, qui viennent de recommander le sérum artificiel dans tous les cas de deshydratation organique, choléra, dyssenterie, etc.)

Stimulation et élimination : telles sont les deux propriétés essentielles de ces infections, qui les font recommander dans la thérapeutique de l'insolation.

En effet, dans les formes hypérémiques graves du coup de chaleur, l'infection *intra-veineuse* est la *méthode de choix*, car elle permet de désintoxiquer rapidement l'organisme et de combattre énergiquement un collapsus menaçant.

Ces injections seront faites en dénudant la veine ou en enfonçant directement, à la façon de Mayet, l'aiguille à travers la peau dans la veine médiane que l'on fera saillir sous le doigt.

Dans ces formes graves, l'hésitation n'est pas permise : Seule une intervention prompte et énergique peut empêcher la *rigidité calorifique*, qui gagne les fibres cardiaques et diaphragmatiques, quand la température s'élève vers 43° (Claude Bernard).

Cette opportunité du moment nous est clairement démontrée par les expériences de Bosc et Vedel, qui provoquent chez des animaux en expérience, à l'aide de collibacilles à virulence exaltée, une infection caractérisée par des troubles gastro-intestinaux, de la faiblesse du pouls, de l'anurie, des hémorragies ; c'est-à-dire un tableau symptomatique rappelant assez la fièvre typhoïde. Et voici quelles sont leurs conclusions : « En faisant une *injection* de sérum artificiel intra-veineuse, *précoce*, avant le début des accidents, l'animal n'est pas incommodé ; si *l'injection est un peu retardée*, l'animal peut encore guérir, et on note le relèvement de la pressien artérielle, la diurèse, la stimulation générale ; *si l'injection est trop tardive*, il n,y a qu'une amélioration passagère peu marquée et l'animal succombe. »

En résumé, dans les coups de chaleur grave, une prompte intervention s'impose, afin de prévenir si possible la coagulation fibrillaire du myocarde, qui est irrémédiable.

SAIGNÉE-TRANSFUSION. — On peut encore, pour multiplier les effets éliminateurs et stimulants, associer l'injection de sérum artificiel à une saignée modérée. Cette méthode constitue la *saignée-transfusion*, dont la technique a été bien décrite par M. le professeur Bosc, dans la *Presse Médicale* du 6 février 1897.

Par ce procédé, la masse sanguine est notablement désintoxiquée, les cellules nerveuses, hépatiques et rénales subissent une véritable régénération au contact du sang revivifié et les émonctoires sont ainsi rendus plus perméables.

Cette méthode nous a donné, en Algérie, en 1898, trois succès dans trois cas de coups de chaleur inquiétants : deux à forme asphyxique et un à forme cérébro-spinale (résultats publiés dans le *Caducée* du mois d'octobre 1901).

Voici comment nous avons procédé : « Pendant que les infirmiers frictionnaient vigoureusement les membres, saignée de 250 à 400 grammes selon la constitution robuste et sanguine du malade, suivie immédiatement d'une injection intra-veineuse de 300 à 500 grammes d'eau salée tiède.

Au début nous n'injections que de faibles quantités de sérum dans la peur de provoquer chez nos insolés un œdème aigu du poumon.

Pour lever nos craintes, nous avons demandé à des maîtres autorisés, MM. Lejars et Bosc leur avis sur l'opportunité des *doses massives de sérum* dans le traitement du Coup de chaleur.

M. Lejars nous a répondu : « quant à l'opportunité des

doses massives, je ne crois pas qu'elle soit du tout démontrée et *comme vous*, je craindrais l'œdème pulmonaire en injectant d'emblée, dans la veine, une grande quantité de sérum chez *un sujet dont le poumon est déjà si fortement congestionné.*

« Cet œdème pulmonaire n'est pas un mythe : je l'ai vu survenir il y a quelques années, chez une de mes malades, après une injection intra-veineuse de deux litres et demi.

« *Dans le coup de chaleur*, j'imagine que l'injection intra-veineuse de demi ou un litre d'eau salée chaude est de nature, comme vous le dites, à rendre de réels services lorsque le pouls est misérable et que les poumons sont fortement hypérémiés. »

M. Bosc nous a écrit : *le traitement du coup de chaleur grave par la saignée-transfusion est une thérapeutique extrêmement rationnelle, qui est appelée à donner dans ces cas-là d'excellents résultats.*

« La saignée agit comme agent de désintoxication et d'excitation des centres hématopoiétiques. Mais, son action déprime la tension sanguine et elle diminue l'hématose et l'activité des centres nerveux. »

« L'injection de solution salée remplace le liquide perdu de sorte que l'excitation vitale, due au seul fait de l'activité circulatoire de la masse du sang, est accrue, que les phénomènes d'oxydations intra-cellulaires sont augmentés, que le rein se « débloque » rapidement (action sur les cellules rénales, élévation très rapide de la tension sanguine).

« La crainte d'un œdème pulmonaire généralisé serait très fondée, si vous faisiez des injections intra-veineuses très massives, comme j'en ai fait dans des injections suraiguës deux litres en 10 à 12 minutes par exemple. En allant plus lentement et en injectant une moins grande quantité de liquide *un litre d'eau salée avec un débit de 50 à 60 grammes par minute*, il me semble que vous réaliseriez des conditions excellentes pour obtenir de bons résulats. Il serait facile de renouveler l'opération suivant les besoins. »

« On peut d'ailleurs faire l'injection salée dans les veines, en même temps que l'on pratique la saignée. On peut encore commencer l'injection au milieu de la saignée ou à la fin de celle-ci. *En pratiquant la saignée et l'injection salée au même moment, on peut se permettre une saignée bien plus abondante sans aucun risque et on lave mieux.* »

Nous basant donc sur les trois succès que nous a donnés cette méthode et sur les judicieux conseils transmis par ces deux savants professeurs, nous n'hésitons pas à conseiller cette thérapeutique, qui atténuera encore dans l'avenir la mortalité assez lourde du Coup de chaleur.

*
* *

La saignée-transfusion ne semble pas avoir été, jusqu'à ce jour, très souvent employée par nos camarades de l'armée : aussi avons-nous vu mentionner avec plaisir pour la première fois, l'emploi des injections de sérum artificiel contre l'insolation, dans les derniers rapports parus de la Statistique Médicale de l'Armée (année 1899).

Ce document officiel signale qu'au 11e corps d'armée le 72e régiment d'infanterie, en se rendant d'Amiens au Camp de Sissonne a eu cinq hommes atteints de coup de chaleur, dont trois à forme cérébro-spinale. Ces trois cas furent traités par des injections salées ; il n'y eût pas de décès. Et le rapporteur ajoute : « l'injection de sérum physiologique à 7 p. 1.000, préparé extemporanément avec des ressources trouvés au cantonnement, n'a pas donné lieu au moindre accident local *et les résultats obtenus ont été des plus heureux* : le pouls, imperceptible au début, s'est rapidement relevé, les idées sont devenues plus lucides, la transpiration s'est rétablie. »

Ces succès doivent être hautement proclamés, afin de vulgariser l'emploi de la saignée-tranfusion, qui est un moyen thérapeutique énergique, commode et sans danger.

Pour les manœuvres, nous conseillons d'emporter dans les cantines médicales une longue aiguille (le nº 2, de l'appareil de Potain ou de Dieulafoy par exemple) 1 m. 50 de tube en caoutchouc, quelques bouchons neufs, traversés par un tube métallique ou en verre.

A la place de l'entonnoir ou du bock-laveur on pourra se servir d'une bouteille propre, dont on aura fait sauter le cul par le procédé dit « à la ficelle ». L'eau bouillie et salée pourra être préparée partout extemporanément.

*
* *

Nous ne parlerons enfin, que pour les mentionner, des médicaments internes, qui ont été prônés tour à tour dans le traitement du coup de chaleur.

L'antipyrine, la morphine, l'aconit, la noix vomique, l'atropine, le seigle ergoté (Duboué de Pau), la pilocarpine, l'apomorphine, l'essence de térébenthine (Lacassagne), etc.

L'éther est un stimulant diffusible, précieux en injections hypodermiques (6 ou 8 par 24 heures). Son action malheureusement est un peu fugace ; aussi pour tonifier la fibre cardiaque défaillante les injections de caféine doivent-elles être associées à ces injections stimulantes.

Dans la *Semaine médicale* (année 1892), M. André Martin conseille la solution suivante :

Caféine	2 gr.
Salicylate ou benzoate de soude....	4 —
Eau distillée........................	10 —

ce qui donne 25 centigrammes de caféine par injection.

« Cet alcaloïde, dit-il, aux doses élevées de 0,50 à 1 gr. par 24 heures est non seulement un diurétique puissant, mais aussi un tonique du cœur et un excitant du système nerveux. »

Et M. le professeur Huchard ajoute : « la caféine est utile dans toutes les adynamies, et, *dans le coup de chaleur*, elle satisfait à une double indication : augmenter ou rappeler la sécrétion urinaire et relever la tonicité générale »

Au nom de ces propriétés tonifiantes indéniables, nous désirerions que *la caféine entrât dans la nomenclature des médicaments du service courant de l'infirmerie.*

Il nous paraît en effet dangereux de mettre une troupe en route, si le médecin qui l'accompagne n'a pas dans sa giberne, un flacon d'éther, une solution de morphine, *une solution de caféine* ou de spartéine, ces deux amis du myocarde et une seringue de Pravaz, pour combattre les accidents thermiques si fréquents durant les marches d'été.

Mais, comme ces solutions s'altèrent assez rapidement, ne serait-il pas préférable que ces substances médicamenteuses fussent délivrées en comprimés bien dosés, ce qui permettrait de préparer ces solutions au moment du besoin ou du départ pour les marches ?

Inaltérables, de faible volume, bien dosés, ces tabloïdes offrent des avantages énormes, surtout appréciables aux manœuvres ou en campagne, dans les formations sanitaires mobiles, qui sont forcées de suivre les fluctuations des armées belligérantes.

Partout les médecins trouveront du feu, une gamelle ou une cuiller pour faire bouillir un peu d'eau et avec ces solutions récentes, ils pourront à bon droit en escompter les résultats.

Célérité, sécurité, volume réduit : voilà trois qualités maîtresses qui font recommander ces comprimés à notre attention.

*
* *

Mais encore une fois dans le traitement du Coup de chaleur grave, n'oublions pas que les médicaments internes doivent toujours céder le pas à la respiration artificielle, à la réfrigération et à la saignée-transfusion, méthodes thérapeutiques plus énergiques plus efficaces, qui nous donneront des résultats consolants, si le cœur et le diaphragme n'ont pas irrémédiablement perdu leur tonicité musculaire.

Les ponctions lombaires, conseillées par notre camarade Dopter, seront également à tenter, surtout dans les cas de céphalée rebelle.

TECHNIQUE DES PONCTIONS LOMBAIRES.

Asepsie minutieuse de la région lombaire. Malade couché dans le décubitus latéral, « en chien de fusil ». Ponction dans le 4e ou 5e espace lombaire avec une aiguille de platine longue de 0,08 à 0,10 centimètres. Points de repère : tracer une ligne réunissant les deux crêtes iliaques postérieures ; le 4e espace siège sur cette ligne ou en son voisinage immédiat.

Deux procédés : *a*) ou bien l'aiguille est dirigée à un demi-centimètre de la ligne médiane, très légèrement en haut et en dedans ; *b*) ou bien on la fait pénétrer sur la ligne médiane, avec une légère obliquité de bas en haut. On perfore ainsi les divers plans anatomiques de la région et le sac arachnoïdien, d'où s'échappe aussitôt le liquide céphalo-rachidien.

Il faut avoir soin d'enfoncer l'aiguille munie d'un mandrin pour éviter son obstruction par du tissu cellulo-adipeux.

Elle doit être enfoncée doucement et en vrillant sur une profondeur de 4 à 6 cm. chez l'adulte, de 1 cent 1/2 à 4 cm.

chez l'enfant. On retire alors le mandrin et le liquide s'échappe.

L'écoulement doit être modéré, pour ne pas s'exposer à des accidents de décompression médullaire.

En général, il faut recueillir 20 cq. de liquide rachidien par ponction : au delà on peut observer des convulsions et un état alarmant, comme l'a constaté notre camarade Coste dans quelques cas de méningite cérébro-spinale traités par les ponctions lombaires.

Trousse de secours contre l'insolation

Les insolés doivent être promptement secourus, aussi, est-il indispensable que les officiers et sous-officiers soient familiarisés avec les premiers soins à donner aux hommes frappés d'insolation.

Ne sait-on pas, en effet, qu'en transportant le malade à l'ombre, en le débarrassant de son équipement, en desserrant ses vêtements, en lui aspergeant d'eau la tête et la face, en le frictionnant, en lui faisant absorber quelques gorgées de boisson tonique, la plupart de ces malaises se dissipent ou permettent d'attendre l'arrivée d'un médecin.

« Les soins, dit Saguet, doivent être donnés sans retard, *sur place au besoin*, car les accidents non soignés s'aggravent vite : l'expérience a d'ailleurs démontré que l'effet du traitement était d'autant plus actif qu'il était appliqué plus près du début de l'attaque ».

En résumé : *de la promptitude des secours dépend souvent l'heureuse terminaison de l'insolation.*

Mais puisque le coup de chaleur est un des accidents les plus fréquents des marches militaires en été, puisque le traitement doit être rapide, pourquoi n'aurions-nous pas, dans le coffret de notre giberne, une *trousse de secours contre l'insolation?*

En Allemagne, depuis 1889, le ministre de la guerre, sur les instances du Comité technique de santé, a prescrit que : « chaque médecin emporterait avec lui, pendant les marches d'été, une seringue de Pravaz, un flacon contenant 20 grammes d'éther, un thermomètre médical et 10 paquets d'acide citrique pour boisson rafraîchissante ».

En France, ces mêmes mesures sont prises, mais les thermomètres, les seringues à injections hypodermiques, les flacons d'éther et de morphine sont dispersés dans les sacs des infirmiers ou dans les cantines médicales.

A notre avis, ces flacons et ces instruments pourraient être avantageusement réunis dans une trousse spéciale, commode, légère, de prix modique, pouvant être placée dans le coffret de la giberne, au lieu et place de la trousse de petite chirurgie, que nous sommes tenus de porter dans tout service commandé (Note ministérielle du 24 novembre 1887).

Très commode, indispensable même pour passer la visite médicale au cantonnement, la trousse réglementaire est insuffisamment armée pour combattre les complications diverses du coup de chaleur.

Aussi, ne vaudrait-il pas mieux placer cette trousse de petite chirurgie dans les cantines médicales, qui nous suivent aux manœuvres, et la remplacer, dans le coffret de la giberne, par une *trousse de secours contre l'insolation*?

Cette substitution nous paraît réellement avantageuse, car le médecin aurait toujours ainsi, sous la main, de nuit comme de jour, ses solutions dont il connaîtrait bien le titre et ses instruments sur lesquels il veillerait jalousement et sur lesquels il pourrait compter à toute heure en cas d'urgence.

Depuis longtemps déjà, nous avons fait personnellement cette substitution, car en Algérie, après une surprise désagréable, sans suites d'ailleurs fâcheuses, nous avons eu l'idée de faire fabriquer par les sapeurs, une trousse en sapin, assez grossière, mais capable de contenir quatre petits flacons, une seringue, une lancette et un thermomètre.

Sur ce modèle, M. Collin, de Paris, a fabriqué une trousse en bois, très simple, bien conditionnée et de prix modique.

Cette trousse se compose essentiellement de deux tunnels horizontaux s'ouvrant sur le côté et servant de niche, l'un à une seringue de Pravaz avec son étui cylindrique, l'autre à un thermomètre à maxima dont l'étui peut être entouré de deux feuilles de sinapisme. Verticalement, quatre trous cylindriques pour quatre flacons bouchés à l'émeri, de 15 centimètres cubes chacun et une case carrée contenant une lancette, un petit gâteau de gaze salolée, un lien, une épingle de sûreté pour panser le bras après la saignée. Enfin quelques tubes de comprimés (Chlorhy. quinine, caféine, morphine) pour renouveler les solutions épuisées. Le nom de ces solutions est gravé sur les flacons pour éviter les confusions possibles la nuit.

Du reste, c'est au nom de sa commodité et de son utilité réelle, dans les mille incidents de la vie militaire, que nous nous permettons de recommander à nos camarades cette *trousse de secours contre l'insolation*.. (V. photo ci-jointe.)

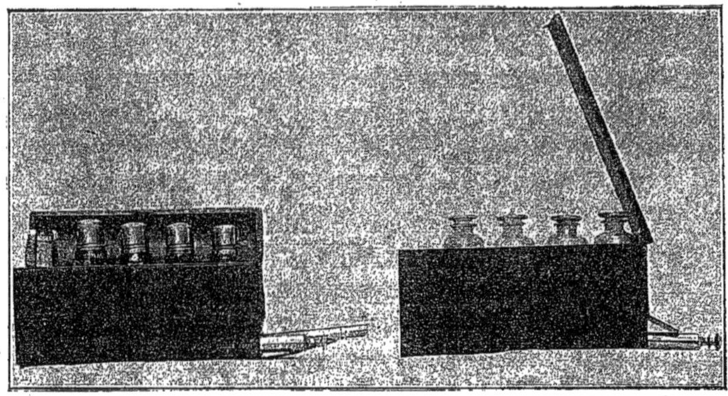

A B

A. — Trousse de secours contre l'insolation, avec gaîne de maroquin. (Modèle de luxe.)

B. — Trousse de secours contre l'insolation, en bois peint et verni. (Modèle ordinaire, peu coûteux.)

Ainsi armés, nous pourrons, avec les frictions, les tractions rythmées de la langue, la respiration artificielle, la réfrigération, la saignée-transfusion, et les ponctions lombaires, lutter avantageusement contre les accidents thermiques et défendre avec âpreté le capital humain, qui nous est confié.

CHAPITRE IV

Prophylaxie du coup de chaleur

LE SUCRE, SOURCE D'ÉNERGÉTIQUE MUSCULAIRE
ET PRÉVENTIF DES ACCIDENTS THERMIQUES.

« Point de rangs serrés en marche ;
que l'air y passe bien à l'aise. »
Prince DE LIGNE.
Préjugés militaires.

Nos Maitres nous ont appris : « Qu'une marche militaire bien conduite est la meilleure sauvegarde contre l'insolation. »

Aussi, demandons-nous, à quelles indications essentielles il faut obéir pour bien conduire une marche, en été ?

1° SÉLECTION DES HOMMES. — Le médecin, avant les marches d'épreuve et les grandes manœuvres, doit procéder à un examen méthodique de tous les hommes, afin de laisser au dépôt : 1° les malingres atteints de varices légères, de pieds plats, de faiblesse de constitution, de palpitations cardiaques ; 2° les convalescents de maladies récentes (pleurésies, scarlatines, typhoïdes, néphrites, etc.) ; 3° les hommes insuffisamment entraînés ou engagés depuis peu de temps.

« Chez ces hommes, dit Martin, un travail inoffensif pour les autres dépasse pour eux la mesure et détermine des accidents d'auto-intoxication ; car, quel que soit le soin apporté à l'incorporation du contingent, on n'obtiendra jamais que tous les soldats appelés aient une égale force de résistance et puissent par un même entraînement arriver aux mêmes résultats. »

Pour procéder à cette sélection, inspirons-nous des sages conseils donnés par notre savant maître, M. le professeur Kelsch, qui a particulièrement insisté sur la vulnérabilité des sujets porteurs de tares organiques, d'affections latentes de l'appareil respiratoire (adhérences pleurales), d'insuffisance fonctionnelle du rein, et surtout des myocardites consécutives aux maladies infectieuses prolongées. « Le cœur, dit-il avec raison, est le nœud de la situation chez le soldat qui fatigue, c'est à lui qu'incombe la tâche d'assurer une irrigation sanguine suffisante aux muscles qui travaillent et aux poumons qui accomplissent l'hématose ; aussi toute lésion latente de cet organe doit-elle se réveiller brusquement sous le coup d'une sollicitation fonctionnelle excessive ? »

Il faut exiger que les capitaines et officiers de peloton soient présents à cette visite, pour qu'ils puissent donner leur avis sur la façon dont s'est comporté, depuis son arrivée au corps, l'homme examiné. S'essouffle-t-il rapidement ? Est-il rapidement couvert de sueur ? A-t-on remarqué de l'anxiété respiratoire après le pas gymnastique ? — Avant de procéder à cet examen, Hiller conseille de faire marcher ces hommes pendant une heure, en tenue de campagne et à l'allure réglementaire.

Ces divers renseignements « dynamiques » complèteront les résultats de la visite « statique » : (poids, périmètre thoracique, ampliation respiratoire, pointe du cœur battant normalement et à sa place, bonne conformation des pieds et des membres, varices, hernies, etc...

Cet examen complet permettra de classer les hommes en *bons marcheurs*, ou en *malingres* à laisser au dépôt.

2° Nécessité du repos. — Une marche militaire demande à l'organisme un réel effort : aussi pour le fournir allègrement faut-il avoir fait une bonne provision de forces ? A vingt ans, sept heures de sommeil sont indispensables, car l'organisme, avec ses puissantes mutations nutritives, a besoin de repos pour réparer ses pertes, ses oxydations énergiques.

Ne pas hésiter à consigner le quartier à huit heures du soir et faire exécuter dans la soirée un contre-appel.

Rappelons-nous qu'*un long sommeil est le prélude obligé d'une longue marche.*

3° Nécessité de bien conduire une marche. — Durant les fortes chaleurs, le chef d'une troupe « en marche » a une lourde responsabilité, car de son allure, de son initiative, de ses mesures préventives découleront le succès, c'est-à-dire l'arrivée au but, au gîte, sans laisser des traînards égrenés sur la route suivie.

Selon la longueur de l'étape, il doit prévoir une grand'-halte, selon la chaleur il doit savoir modifier les haltes horaires, les faire plus fréquentes, ralentir l'allure, disséminer son monde sur les bas-côtés de la route, faire prévenir les paysans des villages pour mettre sur le pas des portes des baquets pleins d'eau. Fréquemment, il doit longer la colonne, s'arrêter, voir défiler les hommes, interroger ces figures vultueuses, qui lui diront leur entrain ou leur souffrance.

En dehors de ces mesures prophylactiques essentielles, nous résumerons ici quelques sages conseils qui ont été consacrés par l'expérience et qui sont consignés dans tous les traités d'hygiène militaire :

1° Partir suivant l'étape de telle façon qu'on soit le moins possible surpris par la grande chaleur. (Végèce dans son livre *de re militari* donnait déjà ce conseil.)

2° Cependant se rappeler que la privation de sommeil fatigue beaucoup les hommes, et que les marches de nuit sont très pénibles : *partir rarement avant quatre heures du matin ;*

3° Quand la chaleur est forte, laisser les hommes *marcher librement*, sans contrainte, sur les bas-côtés de la route ;

4° *Eviter surtout de marcher en rangs serrés*. Selon la juste remarque du colonel Ardent du Picq : « Par la chaleur, *la colonne serrée est intolérable ; c'est un étouffoir où l'air ne circule pas* » ;

5° Si possible, éviter de marcher le lendemain des jours fériés, car « ces jours de repos sont trop souvent, pour les soldats, marqués par des actes d'intempérance, qui les prédisposent à subir plus vivemeni les influences atmosphériques (Corre) ;

6° A l'étape, ménager le soldat, lui recommander la sobriété,et punir avec une extrême rigueur tout excès alcoolique. Se rappeler qu'en tout temps l'ivresse est dangereuse, mais surtout pendant les marches qu'elle peut transformer en véritables déroutes (Morache).

Pour mettre les hommes en garde contre l'ivresse, il faut souvent leur citer cette réflexion si vraie et si humoristique de Maher : « Un homme saoûl, qui veut essayer de faire une marche militaire, produit l'effet d'un homme qui tombe d'un 5e étage sans se faire mal : on en voit, mais c'est rare ! »

Il faut aussi surveiller leur alimentation : Aucun homme ne doit se coucher avant d'avoir mangé ;

7° Si la chaleur est intense, faire des haltes plus fréquentes, toutes les 20 ou 25 minutes par exemple ;

8° Faire desserrer les cravates, prendre le couvre-nuque,

retrousser les manches et entr'ouvrir la capote pour favoriser le jeu respiratoire;

9° Mieux vaut prolonger un peu la marche pour faire la halte dans un endroit ombragé. Au soleil, défendre aux hommes de se coucher horizontalement sur le sol surchauffé, car on respire une atmosphère plus chaude de 3 à 5°, quelquefois 9 degrés que celle que respirerait un homme debout (Guyon);

10° Laisser au dépôt les malingres, les couvalescents, les permissionnaires de la veille et, comme dit Hiller « tous les hommes qui par leur constitution, leurs fonctions spéciales (cordonniers, tailleurs, cuisiniers, etc.) et certaines circonstances, sont particulièrement prédisposés aux coups de chaleur;

11° Aux manœuvres, empêcher que les hommes ne prolongent trop longtemps la veillée chez l'habitant;

12° Il est indispensable que les hommes boivent de l'eau pour réparer les pertes sudorales de l'organisme : aussi veiller à ce que leur bidon soit constamment rempli d'eau ou de boisson hygiénique. « Boire, c'est en effet, assurer l'action du régulateur thermique. »

13° Aux sources et aux fontaines laisser remplir les bidons ou prendre un quart d'eau « à la volée. » Un sous-officier de planton en surveillera l'accès pour éviter les abus, l'ingestion trop abondante d'eau froide, « qui coupe les jambes » et provoque l'indigestion.

14° Pour des étapes de 5 heures, pas de grand'halte.

Pour les étapes dépassant 5 heures, elles deviennent nécessaires; mais alors il faudra les faire aussi rapprochées du cantonnement que possible (une ou deux poses au maximum) et les faire d'une assez longue durée (2 heures au minimum). Ces mesures empêchent de mettre en route des hommes en pleine digestion, et on obéit ainsi au sage précepte de l'Ecole de Salerne : *Sta post prandium.*

Tous nos camarades d'armée ont noté l'action fâcheuse du travail de la digestion sur la production des accidents thermiques.

15° Si une troupe est fatiguée, il faut renoncer au pas accéléré et cadencé en traversant les villes et les villages. Ce supplément d'effort est suffisant pour faire déborder la coupe. (Relation de Marix, 9e bataillon de chasseurs.)

16° A l'arrivée au cantonnement, éviter l'immobilité et et les longs stationnements sur les places publiques. Pour cela l'officier et les sous-officiers, chargés de la répartition du cantonnement, doivent précéder la colonne, ainsi que les cuisiniers.

17° A la fin des longues étapes, les chefs des diverses unités doivent marcher à la *gauche,* afin de mieux apprécier la fatigue de leurs hommes.

18° Le médecin doit demander un bicycliste au colonel, pour le tenir constamment au courant des incidents sanitaires de la route.

19° Si, à la fin d'une rude étape, une troupe en marche donne des signes évidents de fatigue, il faut la faire immédiatement arrêter, la laisser reposer pendant une demi-heure ou une heure et faire préparer *un café fortement sucré*, pour relever promptement le potentiel de ces énergies abattues.

LE SUCRE PRÉVENTIF DES ACCIDENTS THERMIQUES

Pour préconiser le sucre comme préventif du Coup de chaleur, sur quelles données physiologiques nous basons-nous ?

D'abord, sur les belles recherches de M. le professeur Chauveau, qui a démontré que le sucre était *le charbon du muscle*, *l'énergétique musculaire par excellence* et ensuite sur les faits expérimentaux des divers physiologistes et des médecins militaires allemands, qui ont étudié le rôle généreux du sucre sur les troupes en marche.

A) **Données physiologiques.** — La physiologie, aidée de la chimie, nous apprend que les substances azotées fournissent le protoplasma nécessaire à nos cellules, qui se rénovent sans cesse et que les substances hydrocarbonées sont destinées à entretenir la chaleur et l'énergie des moteurs animés, car la machine animale a besoin d'un combustible, comme les autres machines à vapeur.

En résumé, les aliments que nous absorbons peuvent être classés en deux groupes bien distincts :

1° Les uns (aliments protéiques) sont des aliments de *constitution* ou de *remplacement.*

2° Les autres (aliments ternaires) sont des aliments de *combustion* ou de *force.*

b) En second lieu, les progrès de l'expérimentation physiologique ont détruit cette erreur que la matière azotée était la source de l'activité musculaire et ont confirmé cette notion aujourd'hui bien admise : *l'invariabilité de l'excrétion azotée pendant le travail.*

L'activité des muscles, dit Laulanié, n'entraîne aucune dépense particulière d'albumine. C'est pour contrôler cette notion que Fick et Wislicenius firent ensemble leur célèbre ascension du Faulhorn (Alpes, 2.956 mètres) : Pettenkofer et Voit multiplièrent leurs recherches sur l'homme et arrivèrent aux mêmes conclusions.

Wolff et ses élèves, dans le laboratoire d'Hohenheim ont aussi expérimenté sur des chevaux et n'ont pas trouvé de relation entre la production du travail et la dépense d'albumine. Les recherches de Chauveau plaident dans le même sens, et Laulanié ajoute : *Si, en regard de cette invariabilité dans la dépense de l'albumine, on place l'exagération parfois énorme des combustions attachées au travail, on est obligé de convenir que ces combustibles ne s'alimentent pas dans l'albumine.*

c) Enfin la physiologie nous prouve que *le glycose est l'aliment prochain et immédiat des combustions attachées à la production des forces musculaires.*

Les fameuses expériences de Chauveau sur le travail du masséter et du releveur des lèvres du cheval ont montré que le glycogène est sans cesse brûlé dans les muscles en activité, qu'il est leur aliment indispensable et que le foie est le fidèle collaborateur des muscles, puisqu'il exagère la production du sucre pendant le travail.

Les graisses, comme les hydrates de carbone peuvent fournir ce potentiel glycose. Mais les graisses alimentaires ne sont jamais employées directement par les tissus vivants.

Les corps gras ont une valeur alimentaire très élevée, mais leur digestibilité est difficile : Ils conviennent surtout aux estomacs robustes des travailleurs des champs ou aux habitants des régions polaires comme les Esquimaux, qui se nourrrissent presque exclusivement de poisson et d'huile.

Les hydrates de carbone au contraire sont agréables au goût, d'une digestibilité facile et d'un pouvoir thermogénique puissant : De là leur emploi rationnel dans tous les cas où l'organisme, ayant subi une dépression nerveuse par le fait d'une désassimilation exagérée (fièvre, fatigue intense) doit recevoir un prompt stimulus et récupérer son énergie potentielle.

Cette facilité des hydrates de carbone à se transformer en glycogène musculaire a été démontrée par M. Chauveau, et dans la séance du 20 décembre 1897, le savant professeur a exposé, devant l'Académie des Sciences, ses expériences comparatives sur la valeur nutritive que possèdent respectivement la graisse et le sucre dans une ration de production de travail.

De ses nombreuses recherches il n'hésite pas à conclure à la supériorité des sucres sur les graisses : *Supériorité qui se montre toujours et en toute circonstance surtout dans les cas où s'active la fonction rénovatrice et formatrice des tissus animaux.*

***

Le sucre, aliment dynamogène. — La valeur nutritive du sucre a été de tout temps diversement appréciée, mais depuis les récentes expériences de Chauveau, l'action énergétique de la glycose nous paraît évidente et le sucre peut, à bon droit, être appelé *le charbon du muscle.*

Avec Lavoisier et surtout avec Liebig, apparaît la célèbre dichotomie des *aliments plastiques* et des *aliments respiratoires.*

Claude Bernard découvre l'importante fonction glycogénique du foie dans le règne animal, mais cet éminent physiologiste n'a pas su voir « quelle est la véritable destinée du sucre ainsi créé dans la glande hépatique ». « Il croyait en effet que cette substance disparaissait dans le poumon. »

A M. le professeur Chauveau était réservé l'honneur de démontrer que les hydrates de carbone disparaissent ailleurs que dans les poumons, que le sang s'appauvrit en glycose dans les capillaires de la circulation générale, principalement au niveau des muscles, et qu'enfin cette substance est « l'aliment immédiat et exclusif des combustions intramusculaires et de la force qu'elles engendrent ». (Comptes rendus de l'Académie des Sciences, 1897-98).

M. Chauveau et son collaborateur M. Kaufmann ont déterminé les échanges qui se produisent dans le sang qui traverse un muscle ou une glande *au repos ou en travail.*

De leurs expériences, ils ont tiré la conclusion suivante : « Pendant le travail qui s'accomplit dans les organes en état d'activité physiologique, la quantité de sucre qui disparaît dans le système capillaire devient plus considérable qu'au repos. Elle est proportionnée à la suractivité des combustions excitées par la mise en jeu des organes ».

Ainsi la quantité d'acide carbonique contenue dans le sang du masséter en travail est de 69.55 au lieu de 20.4 à l'état de repos : Ces chiffres montrent que l'activité des combustions dans le muscle qui travaille est environ trois fois et demie plus grande que durant le repos.

Pour la glucose disparue du sang qui traverse le muscle au repos ou en action, les chiffres sont sensiblement les mêmes : Pendant le travail 0 gr. 408, pendant le repos 0 gr. 121. *Le muscle emprunte donc au sang qui le traverse trois fois et demie plus de sucre durant son activité qu'il n'en consomme au repos.*

Ces faits démontrent surabondamment que la glucose est la source primordiale de la chaleur animale et de l'activité musculaire, en un mot que *la contraction musculaire est fonction de la combustion de la matière sucrée.*

Donc les hydrates de carbone doivent prendre dans le régime des travailleurs une place très importante, car ils fournissent le combustible, le charbon nécessaire aux efforts de la machine humaine.

En outre, comme dit si bien M. Grandeau : La plus haute valeur alimentaire doit nécessairement être attribuée aux principes extractifs qui, à côté d'un équivalent calorifique élevé, ne demandent pour leur digestion qu'un travail physiologique nul ou le plus faible possible : sous ce rapport *le sucre prime tous les composés hydrocarbonés.* Soluble dans l'eau, il n'exige pas l'action des sucs digestifs dont la sécrétion entraîne une dépense de travail et d'énergie pour l'organisme. De plus, le sucre est diffusible et pénètre directement à travers la membrane du tube digestif dans le torrent circulatoire, tandis que les autres principes extractifs non azotés comme l'amidon, les pentozanes, les différentes gommes, etc., doivent être modifiés profondément, ce qui demande un temps plus ou moins long. Le sucre, à la faveur de son pouvoir osmotique élevé arrive, dans le temps le plus court, au sang et de là aux muscles qui se contractent. »

Cette précieuse qualité d'assimilation rapide le fait se recommander aux alpinistes, aux cyclistes, aux soldats, qui trouveront en lui aux heures dangereuses, à la fin des rudes étapes, un stimulant énergique capable de réveiller leur énergie défaillante.

* * *

B) Faits expérimentaux. — Malgré les beaux travaux de Chaveau et de ses collaborateurs qui ont jeté, dans ces dernières années, sur la valeur nutritive du sucre un jour si considérable, l'opinion en France ne s'en est pas émue et il n'y a pas eu ici, comme en Allemagne, d'expérience retentissante faite dans l'armée.

On ne trouve chez nous que quelques modestes essais. M. Grandeau s'est beaucoup occupé de la valeur alimentaire du sucre chez les animaux. Avec ses collaborateurs Alekan, Leclerc, Ballacey, il a pu étudier (depuis 1880, au laboratoire de la Compagnie générale des voitures parisiennes,) l'influence du sucre introduit à différentes doses dans la ration du cheval de service.

Voici ses principales conclusions :

1° Le travail produit a augmenté avec la valeur calorifique de la ration ;

2° L'entretien du poids vif de l'animal a été surtout bien maintenu par les rations riches en sucre ;

3° Une dose élevée de sucre n'augmente pas la soif de l'animal.

M. Grandeau a lutté et contribué à battre en brèche cette erreur de Liebig, disant que « les muscles tirent leur énergie des matières azotées qui les composent ». Pour lui, « l'azote doit entrer dans la ration de travail pour couvrir les pertes résultant de l'usure légère du muscle, mais non en proportion du travail à produire. »

Le docteur Coulton (cité par Steinitzer), a étudié pratiquement la force nutritive du sucre. — Il entreprit, avec deux de ses amis, un voyage de cinq jours à bicyclette, avec un bagage assez lourd (environ 30 kilogrammes). En outre, il faisait une forte chaleur et le pays offrait quelques pentes assez raides. Coulton prit alternativement sa nourriture habituelle et une nourriture sucrée se composant de 400 grammes de pain et 250 grammes de sucre. Les jours où il prit cette dernière nourriture il se sentit peu fatigué, malgré les circonstances difficiles et un parcours de 60 kilomètres, tandis que les autres jours, dans le même pays et avec la même vitesse, il était épuisé.

Notre camarade et ami, le *docteur Drouineau*, dans la *Gazette des Hôpitaux*, en 1899, a résumé, dans une revue très complète, l'état de cette question si intéressante pour les médecins d'armée.

En 1902, à l'occasion des marches d'épreuve de son bataillon, Drouineau a voulu se rendre compte de l'influence que ces marches pouvaient avoir sur le poids des hommes: 15 p. 100 de jeunes soldats avaient augmenté de poids. — Ces derniers, dit-il, avaient mangé une certaine quantité de pain et de chocolat. Aussi ces résultats ne nous surprennent point, car le chocolat donne rapidement des forces en cas de faim ou d'épuisement, et si le chocolat fortifie l'organisme qui travaille, cela est dû à l'énorme proportion de sucre qu'il contient, 63,8 p. 100, et qui sert d'aliment d'épargne pour les réserves nutritives.

***

A l'étranger, nombreux sont les auteurs qui se sont occupés tout spécialement de la valeur alimentaire du sucre. (Consulter, à ce sujet, l'intéressante monographie du capitaine Steinitzer — *die Bedeutung des Zuckers als Kraftstoff fur Militærdienst* — traduite récemment par le capitaine Dumontet et le docteur Bonnette et éditée par la librairie Charles-Lavauzelle).

Le premier essai du sucre dans le tourisme fut fait par les docteurs Fick et Wislicevus, en 1865, qui montèrent au Faulhorn par le chemin le plus escarpé en moins de 6 heures et évitèrent pendant toute l'excursion — 31 heures — de prendre une nourriture quelconque contenant de l'albumine, afin de ne consommer que de la graisse et du sucre. A la fin de l'excursion, ils étaient « en parfait état ».

Ces deux auteurs relatent la coutume des chasseurs de chamois de la Suisse Occidentale, qui ont l'habitude de ne consommer que du sucre et du lard pendant leurs randonnées de plusieurs jours.

Le professeur Ugolino Mosso (Gènes) examina en 1903, expérimentalement l'influence du sucre sur le travail musculaire :

Voici les conclusions de ce savant physiologiste :

a) Le sucre a une forte influence sur la contraction des muscles.

b) Des doses de 5 à 60 grammes de sucre prises en une seule fois déploient dans le muscle fatigué la plus grande énergie. Au-dessus de 60 grammes le rendement diminue avec l'accroissement de la quantité de sucre. Dans les doses moyennes le muscle est capable d'un effort très étendu et, si on les diminue, la dose du rendement diminue aussi.

c) La quantité d'eau, qui véhicule le sucre, a quelque importance sur le succès de cette substance : une quantité de 6 à 10 fois le poids du sucre agit favorablement. Avec des dissolutions très concentrées on obtient un effet moindre, il en est de même avec des solutions très diluées.

d) La meilleure influence a lieu avec des doses moyennes ; elle dure une heure et plus. Il résulte de celà que les soldats, alpinistes, vélocipédistes peuvent trouver dans le sucre un nouvel accroissement de force lorsqu'ils commencent à être épuisés.

Les docteurs Prantner et Stowasser dans : « L'influence du sucre sur la fatigue musculaire » notent l'utilité de la nourriture sucrée chez les travailleurs et les animaux.

Ces deux physiologistes ont calculé sur eux-mêmes le travail fourni en consommant le sucre dans la proportion de 30 grammes dans une infusion de thé léger de 200 grammes : Ils ont conclu que la consommation de sucre donne un bon rendement musculaire.

Harley, résume ainsi le résultat de ses travaux :

a) Si on consomme en un jour 500 grammes de sucre, le travail a un rendement élevé de 61 à 76 p. 100.

b) 200 grammes de sucre en un repas élèvent le rendement de 39 p. 100.

c) Le sucre pris en supplément à un repas augmente le travail de 8 à 16 p. 100.

d) Le travail fait en 8 heures est augmenté de 22 à 36 p. 100 si on consomme 200 grammes de sucre.

e) On peut se préserver de la fatigue musculaire, qui se produit journellement vers 5 heures de l'après-midi, en consommant du sucre.

Le professeur Zuntz (Berlin) a fait des expériences comparatives sur les chevaux, les chiens et les hommes nourris avec du sucre et d'autres substances. Il trouva que le sucre offre l'avantage sur les autres nourritures de causer peu de travail aux organes digestifs. Ce travail exige, dans la nourriture par l'albumine un afflux de sang très puissant vers l'estomac, travail qui ne laisse aux muscles qu'une force inférieure à celle qui est nécessaire pendant un effort violent. *Le travail musculaire et le travail digestif s'excluent donc l'un l'autre.* Dans la digestion du sucre le travail nécessaire à l'assimilation est très restreint. Le sucre empêche, mieux que la graisse, la déperdition azotée, ainsi s'explique son effet favorable dans un grand effort de travail.

Le docteur Birnie nous fait observer qu'à Java les gens de la contrée de Palembang n'entreprennent jamais de voyages sans se pourvoir de sucre en cas d'appétit dévorant.

Birnie a soumis des jeunes gens pratiquant le canotage à l'emploi du sucre. Comme ils gagnèrent ainsi plusieurs courses à Leyde, Amsterdam, Ostende, ce procédé fut imité depuis lors à Berlin par les membres des cercles nautiques. Birnie raconte entre autres faits que deux jeunes gens de 16 et 19 ans, s'entraînaient à l'aviron, l'un en se nourrissant de viande et l'autre de sucre : le premier dut renoncer à la nourriture carnée après trois semaines, parce qu'il se produisait un engourdissement de la tête et une complète incapacité à l'étude. Il employa alors le sucre, et après trois jours tous ces phénomènes morbides disparurent.

S'appuyant sur l'autorité de ces divers physiologistes, les médecins militaires allemands instituèrent dans l'armée des expériences pour contrôler l'influence du sucre dans l'alimentation du soldat.

Le médecin-major Schumburg, fut le premier à constater les bons effets du sucre dans les conditions suivantes : A la suite d'une fatigue exceptionnelle imposée aux hommes de son régiment, il fit donner à chacun d'eux une ration supplémentaire de sucre (30 gr.), qui suffit pour rendre, pendant plusieurs heures, à ses soldats l'énergie suffisante pour continuer la manœuvre.

Et, dans la *Revue médicale allemande* de 1896, Schumburg s'exprime ainsi à ce sujet : « Le sucre, dit-il, même en petites quantités (30 gr.), élève en peu de temps le rendement des muscles, parce que le sucre est absorbé rapidement et *qu'il est capable, en influençant le système nerveux, de vaincre la fatigue.* »

Durant les grandes manœuvres de 1897, le docteur Leitenstorfer fit de nouveaux essais sur l'alimentation sucrée chez le soldat. Les expériences ne furent pas purement empiriques, car il compara le régime sucré au régime ordinaire en notant très exactement l'état du pouls, le nombre des respirations et les variations du poids chez les hommes soumis parallèlement aux deux modes d'alimentation.

Le médecin-major Leitenstorfer (*der Deutschen militarartzlichen Zeitschrift*, 1898) résume ainsi ses expériences :

Les hommes nourris au sucre reçoivent d'abord 7, puis 10 à 12 morceaux de 5 grammes par jour, soit au total 50 à 60 grammes.

Au point de vue scientifique, l'auteur estime que 50 à 60 grammes de sucre comme supplément journalier se montrent suffisants pour un bon rendement musculaire. D'ailleurs, il a noté que le nombre des pulsations et des inspirations pendant le travail était moindre chez les hommes prenant la nourriture sucrée que chez les autres et que les premiers augmentaient un peu de poids (groupe d'essai, 1 kilogr. 250 ; groupe témoin, 1 kilogr.).

L'influence favorable du sucre sur les muscles et le cœur se montre par une endurance plus élevée.

De tous ces faits, Leitenstorfer conclut :

1° Que les hommes prennent volontiers du sucre ;

2° Que le sucre apaise la faim et la soif,

3° Et que, par son absorption facile, le sucre est un fortifiant rapide dans la faim, la fatigue et l'épuisement.

Aussi Leitenstorfer recommande-t-il l'emploi du sucre dans les conditions suivantes :

1° Comme supplément à la ration journalière pour élever sa puissance nutritive et, en tous cas, pour diminuer, ou tout au moins pour éviter d'augmenter la ration de viande pendant les manœuvres et en campagne ;

2° Comme vivres de réserve et pour les approvisionnements des forts, hôpitaux, navires, etc. ;

3° Dans la main du chef de la compagnie et du médecin comme moyen accidentel pour fortifier et ranimer les soldats fatigués en cours de route.

Pour la ration journalière Leitenstorfer recommande de prendre du sucre dans le café du matin ou sous forme de miel, de compotes de fruits ou de mets féculents sucrés.

Enfin, pour les troupes en marche, il conseille le sucre en nature, car il est ainsi plus transportable et occupe moins de place.

En 1898, le médecin-major *Leistikow* fit de nouvelles expériences pendant les grandes manœuvres.

Aux hommes du groupe d'essai il donna le sucre dans de petites boîtes en fer blanc, pesant 43 gr. 50 et contenant chacune 8 morceaux de sucre de 8 gr. 3 chaque. La dose quotidienne de sucre était donc de 66 gr. 5. Ce sucre était absorbé sur un ordre à l'état sec, une heure et demie à deux heures avant la fin de la marche. L'expérience dura 18 jours.

Les hommes ainsi nourris parurent satisfaits, mais Leistikow ne le fut point, car il constata une légère perte dans le groupe d'essai (200 gr. de différence).

Et, s'élevant contre l'emploi de cette ration sucrée, notre confrère invoque le prix élevé de cette alimentation et le poids de la boite (110 gr.) à laquelle on ne peut trouver une place dans l'équipement du soldat en tenue de campagne.

Pour tous ces motifs, il préconise d'édulcorer avec 30 gr. de sucre le café des hommes avant leur départ pour les marches militaires, car, comme tous ses confrères, il met hors de doute la valeur nutritive du sucre et sa facile assimilation.

Deux ans plus tard, le médecin-major *Letz* fit encore des essais, qui avaient été ordonnés par décision ministérielle du 24 mars 1900.

Le sucre, donné une fois par semaine pendant les marches-manœuvres dépassant 20 kilomètres, n'a donné lieu à aucun résultat appréciable.

En revanche, pendant les manœuvres, Letz délivra aux hommes du groupe d'essai 30 gr. de sucre par jour. Tous ces hommes ont augmenté de poids ; tandis que ceux du groupe de contrôle ont perdu de leur poids.

Il a aussi observé une diminution de l'intensité des pulsations ; tandis que pour les hommes de contrôle les pulsations avaient notablement augmenté.

Le sucre à l'état sec paraît cependant avoir augmenté la sensation de la soif.

De tous ces faits l'auteur conclut que l'adjonction du sucre à la ration normale doit être recommandée en cas d'efforts soutenus ou de faiblesse trop marquée. (Faits signalés devant la Société de médecine militaire de Metz, le 6 novembre 1900).

En 1902, dans la *Revue médicale militaire Allemande*, *Fleichmann* recommande pour les soldats affaiblis une dose de sucre de 60 à 100 grammes par jour.

Il propose, pendant les manœuvres, d'emporter par compagnie 3 kilogrammes de sucre afin de pouvoir réconforter les épuisés et de conserver une ration journalière de 200 à 300 grammes pour les efforts extraordinaires.

Il recommande aussi ces rations pour les soldats réservistes, les officiers de réserve qui, surpris par leurs périodes au milieu d'études ou de la vie sédentaire, ne sont pas aussi aptes à subir de grandes fatigues physiques que leurs camarades de l'active.

Il préconise exclusivement les solutions aqueuses : « L'absorption, dit-il, est plus rapide et l'eau employée à dissoudre le sucre à l'état sec n'est pas ainsi enlevée à l'organisme. »

Enfin, le capitaine bavarois von Steinitzer, alpiniste distingué, a voulu se rendre compte, en dehors de toute expérimentation scientifique, des questions suivantes :

1° L'énergie musculaire est-elle notablement accrue par l'ingestion du sucre ?

2° Le sucre peut-il rétablir promptement l'énergie défaillante après une grande fatigue ?

3° Quelle est l'ingestion la plus agréable pour absorber une dose massive de sucre ?

4° Enfin cette consommation élevée de sucre produit-elle quelques manifestations désagréables ?

Pour résoudre ces diverses questions, Steinitzer se livra dans les Alpes d'Algau et de la Haute-Engadine à de nombreuses ascensions longues et périlleuses, durant lesquelles il ne consomma que du sucre et des aliments féculents.

Pour l'ascension du Pic Hirzer (2.785 m.) son compagnon le lieutenant Godin prit 358 gr. de chocolat et 200 gr. de sucre, Steinitzer prit la même ration avec un supplément de lard de 100 gr. « Ils arrivèrent au sommet sans fatigue, et le lendemain ils firent l'ascension du Ritterhorn. »

Au Luitpoldhaus, Steinitzer arriva absolument exténué par une chaude journée de septembre. Il prit alors 200 gr.

de sucre et se reposa pendant une demi-heure : il se releva ne sentant plus de fatigue.

Enfin pendant une semaine passée dans la Haute-Engadine, durant laquelle il escalada plusieurs sommets, parmi lesquels le Pic Bernina (4150 m.) il ne consomma que 50 grammes de viande, des féculents, et 500 grammes de sucre par jour. « Jamais, dit-il, je ne me suis senti plus dispos et plus apte à monter que pendant ces 8 jours.»

Steinitzer prenait le sucre dilué dans du thé léger ou de l'eau additionnée de vin ou d'acide citrique.

Voici ses conclusions :

1° Le sucre à haute dose augmente considérablement l'énergie musculaire ;

2° Le sucre a une action marquée sur l'énergie du cœur;

3° Le sucre par sa prompte assimilation réveille l'énergie défaillante, agit contre l'épuisement et favorise de nouveaux efforts.

4° Les solutions sont préférables à l'ingestion de sucre solide. (V. notre traduction éditée par la librairie Charles-Lavauzelle.)

Comme les médecins militaires allemands, le docteur Holwerda, médecin de l'armée hollandaise des Indes, constate que, durant les expéditions dans l'Insulinde, les soldats ont très bien supporté les fatigues des marches, grâce au sucre que l'autorité militaire avait mis à leur dispositions.

Les soldats indigènes, ajoute Holwerda, aimaient à mâcher pendant la marche, de la canne à sucre, surtout pendant les heures les plus chaudes de la journée, et, grâce à cette alimentation sucrée *les coups de chaleur furent extrêmement rares.*

Nous même, en Algérie, nous avons eu l'occasion d'employer le sucre comme énergétique musculaire, chez des hommes, qui commençaient à donner des signes évidents de fatigue, et qui étaient menacés d'insolation.

Voici, d'ailleurs, les bons résultats que nous en avons obtenus :

Au mois de septembre 1898, nous accompagnions un détachement de 400 légionnaires de Sidi-Bel-Abbès à Saïda (4 étapes). Le deuxième jour, après la quatrième pause, vers neuf heures du matin, le temps se couvre, la chaleur augmente; les hommes, congestionnés, baignés de sueur, ralentissent la marche, la colonne s'allonge et de nombreux traînards se jettent sur les accotements de la route. Trois d'entre eux furent pris de malaises assez sérieux (forme congestive), malaises qui se dissipèrent assez rapidement par des injections d'éther, des frictions énergiques, la réfrigération et la respiration artificielle.

Prévenu, le chef de détachement fit arrêter la colonne et sur nos conseils, il envoya chercher 15 kilogrammes de sucre dans un village voisin, fit faire un café assez fortement sucré (35 grammes) par homme environ et après une halte de 30 minutes, les 7 derniers kilomètres furent enlevés sans essoufflement et sans souffrance. Dans ce cas-là, le repos et l'infusion de café sucré semblait nous avoir mis à l'abri d'accidents, qui auraient pu devenir graves. (In thèse de Ragot, Lyon, 1903.)

Aussi, ce fait personnel nous encourage-t-il à *prôner le sucre comme un préventif simple et commode du Coup de chaleur ?*

Ces idées sur la valeur nutritive et stimulante du sucre sont également partagées par M. le Médecin en chef Vincent, membre du comité de Santé de la Marine qui, dans une assez récente conférence sur l'Hygiène coloniale, souhaitait de voir remplacer les rations de tafia par des rations de sucre.

A l'exemple du docteur Holwerda, M. Vincent recommande pour les expéditions coloniales comme pour les explorations dans les pays chauds, d'ajouter à une bonne ration d'entretien *100 à 150 grammes de sucre de canne par homme et par jour.*

D'ailleurs, ajoute-t-il : « Le sucre n'a pas comme stimulant, l'inconvénient de l'alcool. Le sucre relève rapidement la force musculaire sans avoir ultérieurement d'action dépressive, au lieu que l'alcool n'a qu'une action stimulante passagère, bientôt suivie d'une action dépressive et d'une diminution de l'irritabilité des nerfs moteurs ».

Cette supériorité du sucre sur l'alcool avait été déjà mise hors de doute par M. le professeur Chauveau qui, dans une communication à l'Académie des Sciences (14 janvier 1901) affirmait que : « l'alcool ingéré ne participe que très faiblement, s'il y participe, aux combustions où le système musculaire puise l'énergie nécessaire à son fonctionnement. A l'état de repos, l'organisme n'utilise pas plus l'alcool pour les dépenses physiologiques ordinaires que pour celles qui résultent du travail musculaire. J'en déduis que la substitution d'alcool au sucre dans l'alimentation est une opération désastreuse à tous les points de vue, car elle a pour conséquence une diminution du travail fourni par le sujet lequel, d'autre part s'entretient moins bien ».

A cela, M. Pascault de Villerville ajoute : l'alcool n'est pas plus un agent d'épargne qu'un aliment ; en réalité : « ce n'est qu'un excitant qui use », tandis que le sucre est par excellence l'aliment de force, directement utilisable ne mettant à contribution ni le foie, puisque les métamorphoses intra-intestinales le livrent aux oxydations sous forme de glycose, ni les reins, puisque, quand il est convenablement brûlé, il s'élimine par les poumons à l'état d'acide carbonique et d'eau.

Dans sa thèse inaugurale, notre jeune camarade et ami

le Dr Ragot, a démontré expérimentalement, dans le laboratoire du professeur Hugounenq, que l'ingestion du sucre dans les états fébriles réduit les combustions intra-organiques, la production des toxines et restreint l'auto-intoxication des fébricitants.

Aussi est-on en droit de conclure au rôle généreux du sucre, qui doit être introduit systématiquement dans l'alimentation de tout homme chez lequel *la combustion est plus forte que l'assimilation.*

Enfin, dans la dernière séance de la Société de Thérapeutique (22 juin 1904), M. Toulouse a également montré l'utilité de la *suralimentation sucrée*, dans les divers états morbides, où il faut combattre l'amaigrissement. Il conseille de 50 à 300 grammes par jour, soit dans le lait pour les malades au régime lacté, soit sous forme de sirop, à la fin du repas, pour les malades au régime ordinaire.

Les résultats ont été remarquables. — L'engraissement a été rapide (100 grammes en moyenne par jour).— Certains malades ont ainsi récupéré jusqu'au tiers de leur poids.

Pendant ce régime sucré, l'examen des urines indiquait un léger abaissement du taux des matières azotées.

Pas de fermentations stomacales, ni de troubles digestifs.

Tous ces faits prouvent que le sucre n'est pas seulement un condiment agréable, mais une substance nutritive de haute valeur, un aliment dynamogène de première nécessité. «Les hydrates de carbone, dit M. Dastre, ont un rôle non pas accessoire, accidentel ou secondaire dans le fonctionnement vital, mais, au contraire, un rôle fondamental et nécessaire. » (*Revue des Deux-Mondes*, 1903.)

Toutefois, il ne faut pas abuser du sucre chez des personnes bien portantes et non soumises à des occupations fatigantes. Chez elles, cet excès de nourriture produirait de l'obésité et des phénomènes de glycosurie alimentaire, comme l'a constaté notre camarade et ami le Dr Boigey, chez ses 20 artilleurs. (In *Caducée*, 1904.)

Cet aliment de choix convient surtout aux heures dangereuses de défaillance organique, à la fin de rudes étapes, quand une troupe donne des signes manifestes de fatigue et présente des symptômes avant-coureurs d'insolation.

Après son absorption, la tonicité musculaire et surtout l'énergie cardiaque sont promptement relevées : le cœur est moins affolé et les battements cardiaques sont plus énergiques.

Ces résultats ont été nettement constatés par Schumburg, Leitenstorfer et, récemment encore par notre excellent camarade Marotte, dans son étude sur la fameuse épreuve militaire : « *La Marche de l'armée* ». (In *Arch. de méd. et de pharm. milit.*, 1904.)

*
* *

De tous ces faits empiriques, physiologiques et cliniques quelles conclusions pouvons-nous tirer ?

1° *Puisque le sucre est l'énergétique musculaire, l'aliment de force par excellence*, pourquoi ne le donnerions-nous pas aux soldats, qui traînent, sous la pluie et le soleil, dans la boue et la poussière, leur lourde charge de guerre ?

2° *Puisque le sucre s'assimile si promptement, puisqu'il peut se transformer directement en travail*, pourquoi ne l'emploierions-nous pas dans l'armée, pour relever l'énergie défaillante de nos hommes quand, harassés de fatigue et de chaleur, ils s'égrènent le long des routes durant les marches d'été ?

3° Enfin, *puisque le sucre diminue le pouvoir urotoxique des urines des fiévreux*, son ingestion est tout indiquée chez les « fatigués », les « surmenés », qui sont menacés par

l'insolation, due aux progrès d'une auto-intoxication grandissante.

Aussi, confiant dans les découvertes de l'expérimentation physiologique (Chauveau, Kaufmann, Laulanié, etc.), et partageant l'opinion des médecins allemands (Schumburg, Leitenstorffer, etc.), celle de Holwerda, de Vincent, etc., nous n'hésitons pas à conseiller *le sucre comme un préventif des accidents thermiques.*

En outre, à la veille du service de deux ans et au lendemain de la Convention internationale de Bruxelles — (suppression des primes et des impôts sur le sucre) — nous serions heureux de voir, en France, la ration de cet aliment s'élever :

1° En temps de paix, à 30 grammes au lieu de 10 grammes.

2° En manœuvre et dans les stationnements en campagne à 40 grammes au lieu de 21 grammes.

3° Ration forte dans les marches et opérations, 50 grammes au lieu de 31 grammes.

Cette augmentation serait réellement utile, « car, l'armée, comme dit M. Kelsh, ne se compose guère aujourd'hui que d'hommes de 21 à 24 ans, n'ayant pas encore achevé leur développement physique ; d'autre part, elle endure des fatigues et encourt des chances de suractivité plus nombreuses qu'autrefois, en raison de la nécessité pour le commandement de donner, en trois ans, une instruction militaire qui était répartie autrefois sur sept, et que l'on tend à pousser de plus en plus loin dans toutes les gran des armées de l'Europe ».

En un mot, *la fatigue dans l'armée devient d'autant plus forte que le temps de service devient plus court* : aussi est-il de notre devoir d'insister pour qu'un aliment de force comme le sucre, entre d'une façon plus marquée dans la ration journalière du soldat.

Et, par le sucre, nous n'entendons pas seulement le sucre en nature, mais tous les *aliments sucrés*, et en particulier les compotes, les marmelades, les confitures, qui sont actuellement d'un prix moins élevé

Dans ces aliments si savoureux, le sucre, que l'on y ajoute pour relever la saveur des fruits, ou en corriger l'acidité, est presque totalement transformé en glucose, par le fait de la cuisson prolongée. Ces sucres (glucose et levulose) « sont directement et immédiatement utilisables par l'organisme, car ils peuvent être oxydés sans aucune métamorphose spéciale » (Pascault).

***

Enfin, quand un chef de corps, sous la menace d'une épidémie ou sous le coup d'un travail plus accentué, prescrit d'améliorer l'ordinaire des hommes, que fait-on dans les régiments ?

Les commandants de compagnie, selon leur boni, s'empressent d'augmenter de 50 ou 100 grammes la ration journalière de viande.

Cette mesure est très bonne, car comme disait Baudens, « la chair nourrit la chair ». Mais il ne faut pas exagérer le rôle de l'albumine alimentaire : unepartie est assimilée par nos cellules, le reste entre immédiatement dans le cycle des échanges hépatiques et généraux. Elle s'élimine ensuite sous forme d'urée ou d'acide urique.

« Puisque l'albumine, dit Pascault, est un aliment de constitution, il faut, dans la ration alimentaire, limiter sa consommation à la quantité que nos tissus mettent en œuvre *pour s'entretenir et se réparer*. En donner davantage c'est exiger de l'organisme un travail inutile, c'est surmener le foie, qui préside à sa difficile dissociation, c'est surmener le rein, qui doit pourvoir à son élimination. »

Proust et Mathieu ajoutent : « Pour des régimes destinés à des hommes fournissant un travail musculaire intense, il convient d'*augmenter beaucoup plus les aliments non azotés que les aliments azotés* ».

C'est également notre avis : aussi, durant les jours de grande fatigue nous conseillerons plutôt de donner aux hommes un supplément d'aliments ternaires qu'un supplément d'aliments azotés, car trop souvent la viande fournie à la troupe est une viande de troisième qualité, dure, coriace, riche en fibrine, pauvre en tissu adipeux, provenant d'animaux âgés ou usés par le travail et les nombreuses lactations.

En hiver, les corps gras (le lard en particulier), sont surtout indiqués, en raison de leur puissante valeur alimentaire, de leur pouvoir calorifique élevé, si utile pour combattre le froid, et enfin leur digestibilité un peu lente, qui « soutient » l'estomac vigoureux de nos hommes.

Ne savons-nous pas d'ailleurs que le lard peut être considéré comme la viande du paysan ?

Aussi, la nourriture de nos soldats nous semble-t-elle trop différer de celle de nos travailleurs des champs, qui se nourrissent surtout de pain, de féculents, de laitages, de lard et de graisses végétales.

Avec Daremberg, conseillons donc aux commandants de compagnie d'augmenter le plus possible la ration des corps gras, surtout pendant la période hivernale. « Ainsi les hommes seront rendus beaucoup plus résistants à la fatigue et aux intempéries : Ils seront également rendus moins aptes *à se tuberculiser* (Daremberg).

Durant les chaleurs, au contraire, les aliments sucrés (compotes, confitures) seront préférés, car leur digestibilité est plus grande.

En résumé, au moment d'un surcroît de fatigue, les hommes recevraient avec plaisir et profit, un supplément de lard en hiver, d'aliments sucrés en été.

CONCLUSIONS

Chapitre Premier

1° Le Coup de chaleur des Pays Tempérés est une résultante faite de fatigue, de chaleur non rayonnée, d'acide lactique, d'acide carbonique en excès et de toxines organiques, qui provoquent une véritable auto-intoxication ;

2° Cette toxhémie progressive retentit à la longue sur le système nerveux central, et, en particulier, sur le bulbe. La mort a lieu dans le coma ;

3° Dans l'armée, le Coup de chaleur est le triste privilège des troupes à pied et la fatale rançon des longues marches d'été, faites par des temps orageux, couverts, par des journées sans air.

4° L'Insolation guette les tares latentes ou acquises, en particulier les adhérences pleurales, les tuberculoses au début, les néphrites et les myocardites consécutives aux longues maladies infectieuses.

Chapitre II

5° La respiration artificielle, la réfrigération, la saignée-transfusion et les ponctions lombaires sont des moyens thérapeutiques énergiques qu'il faut mettre promptement en action, surtout chez les insolés « ivres de sang » ;

6° Le véritable écueil, c'est que l'hyperthermie ait déjà

atteint 43 ou 44°, car à cette température, la rigidité calorifique a irrémédiablement frappé les fibres du cœur et du diaphragme (Loi de Cl. Bernard) ;

7° Chez les insolés, comme chez les urémiques, quand la saignée ne fait sourdre qu'un peu de sang « en bavant », le pronostic est fatal.

8° La caféine, précieux tonique du cœur devrait être rendue réglementaire dans les approvisionnements des Infirmeries régimentaires.

9° L'injection de sérum artificiel relève la tension sanguine et régularise la fonction cardiaque en combattant, chez ces hommes en sueur, la deshydratation organique.

Chapitre III

10° Le sucre, à cause de sa valeur nutritive, devrait entrer pour une plus large part dans la ration journalière du soldat. Il serait surtout utile au moment des longues marches d'entraînement et des manœuvres d'automne.

11° Par sa prompte assimilation, par sa rapide stimulation musculaire, le sucre est capable de réveiller l'énergie défaillante, d'agir contre l'épuisement et de favoriser de nouveaux efforts. En un mot, *c'est un préventif simple et commode des accidents thermiques.*

12° Le sucre semble avoir une action élective pour le muscle cardiaque qu'il modère dans les efforts intenses, (Schumburg, Leistentorfer, Marotte, etc.),

13° Enfin, en temps d'épidémie ou fatigues excessives, les hydrocarbonés devraient servir à améliorer « l'ordinaire » des hommes. En hiver, les corps gras (le lard en particulier) ; en été, les aliments sucrés.

Dr Bonnette

Médecin-Major de 2e classe.

ADDITA

Prophylaxie et traitement du Coup de chaleur dans les marches.

Der Hitzschlag auf Märschen
von oberstabsarzt Hiller.

(Verlag von August Hirschwald Berlin 1902.)

Nous croyons faire œuvre utile en donnant ici une traduction presque intégrale de la prophytaxie et du traitement (Chap. IX), préconisés par le Médecin-Principal Hiller, qui a consacré ses efforts à l'étude des Accidents Thermiques et qui vient de publier un beau et nouveau livre sur le *Coup de chaleur dans les marches.*

Quoique notre monographie ait été écrite avant l'apparition de cette publication allemande, nous sommes heureux de constater que la thérapeutique instituée par notre savant camarade, est en parfaite concordance avec notre traitement.

La lecture de ces pages nous sera profitable à tous, car elles renferment de précieux conseils qu'une longue étude doublée d'une longue expérience ont confirmés.

A. — Prophylaxie.

La prophylaxie, dit Hiller, doit être générale et individuelle.

I. — Prophylaxie générale

a) *Moment des marches.* — En temps de paix, il faut éviter autant que possible tous les mouvements de troupe, qui exigent de grands efforts durant la saison chaude, ou du moins ne les entreprendre que par des journées fraîches.

Malheureusement dans la pratique, on se heurte à de grandes difficultés, car on ne peut jamais prévoir si une journée sera chaude ou fraîche.

Ainsi, après une série de beaux jours, on est tout disposé à admettre qu'il en sera de même le lendemain. Or, il arrive fréquemment que de telles journées sont exceptionnellement chaudes.

De même, les lendemains d'orages sont habituellement des journées d'une chaleur insupportable et accablante.

Aussi est-il plus raisonnable de choisir le moment de la marche et prendre ses dispositions pour que les troupes soient rentrées dans leurs quartiers à 10 heures du matin (9 heures en France).

A ce propos, il est encore bon aujourd'hui de se rappeler le conseil que donnait, en 1764, le docteur Anglais Donald Monroë : « Les heures les plus convenables pour marcher sont : du lever du soleil jusqu'à dix heures et de 4 heures à minuit. »

Le règlement du service de santé en campagne allemand a déjà depuis longtemps donné des ordres dans ce sens. Dans sa dernière édition de 1900 (p. 212) il est dit : « *Si on s'attend à une journée très chaude*, le moment du départ doit être fixé de telle sorte que la marche puisse être terminée autant que possible à 9 heures du matin. »

Cette prescription serait très bonne, si elle n'était pas liée à la condition : « s'attendre à une journée très chaude. »

Or, le chef de la troupe, avec la meilleure volonté du monde, n'est pas souvent en état de prévoir la veille, si le lendemain sera chaud ou frais, pluvieux ou clair.

Et puisque les astronomes se trompent dans leurs prévisions, comment les chefs militaires pourraient-ils se régler sur elles ?

* * *

Les coups de chaleur ont lieu principalement pendant les heures de la journée, qui suivent 9 heures du matin.

Heures.......	9-10	10-11	11-12	12-1	1-2	2-3	3-4	4-5	5-6	6-7	7-8
	—	—	—	—	—	—	—	—	—	—	—
Hommes insolés.......	19	39	64	48	25	28	14	5	2	5	5

Nombre total : 258

Dans ces 258 cas que j'ai observés, j'ai relevé exactement l'heure de la journée où ils se sont produits et j'ai pu établir le tableau ci-dessus.

Ce tableau nous apprend que la majorité des cas (208, soit 80 6 0/0) a eu lieu dans les heures chaudes de la journée entre 10 heures et 3 heures de l'après-midi. En outre, comme ces cas se sont produits presque toujours vers la fin ou après la fin de la marche, il ressort de ce tableau que fréquemment les prescriptions ministérielles relatives aux marches d'été n'ont pas été observées par les corps de troupe, pendant cette période de 10 ans de 1890 à 1900.

b) *L'habillement des hommes*, pendant les marches d'été, devrait être modifié.

En effet, les allègements accordés jusqu'ici — ouvrir les capotes, déboutonner les boutons supérieurs, dégrafer les cols — sont sans doute très efficaces, car ils facilitent l'évaporation de la sueur au niveau de la poitrine et favorisent le renouvellement de l'air sur la partie supérieure du corps.

Mais comme nous l'apprend l'expérience journalière, les officiers sont généralement hostiles à ces tolérances, qui donnent à une troupe *un aspect peu militaire*. En général, donc ils n'en permettent l'usage qu'en cas d'extrême nécessité et souvent trop tard.

Aussi remédierait-on à cet état fâcheux par l'adoption d'un uniforme d'été ?

c) *Le chargement du fantassin*, dans les marches d'été, ne doit pas dépasser 21 kilogrammes, y compris le poids de l'habillement et de l'armement. Les expériences de Zuntz et Schumburg ont montré qu'avec cette charge, des marches de 28 kilomètres sont bien supportées par des soldats normalement constitués, même durant des journées chaudes. Une augmentation de poids de 5 kilogrammes par un temps chaud occasionne des troubles cardio-pulmonaires. Avec une charge de 31 kilogrammes, même par un temps frais, après une marche de 25 à 28 kilomètres on voit apparaître des désordres graves dans tous les organes importants de l'économie, surtout aux poumons et au cœur.

Or, le chargement de guerre du fantassin allemand s'élève en moyenne (avec la toile de tente et accessoires) à 32 kil. 427 : Une diminution de cette charge s'impose donc. Sans cela, les effectifs seront vite affaiblis par le grand nombre des malingres, des épuisés, des malades par coup de chaleur.

d) *L'ordre de marche*. La marche en colonne serrée, pendant la saison chaude, favorise le coup de chaleur.

Ce phénomène est dû à ce fait que l'atmosphère qui entoure cette troupe est constamment saturée d'humidité et par conséquent le refroidissement par évaporation sudorale ne se fait pas. Un vent violent diminue cet inconvénient.

Aussi est-il recommandé de marcher à rangs ouverts et avec de grandes distances entre les unités.

Enfin, au point de vue sanitaire, il faut encore déraciner une déplorable habitude : *celle, en entrant dans une ville, de faire boutonner les cols, serrer les rangs et marcher au pas*, tandis que sur la route on marchait en formation ouverte, avec les cols dégrafés. Ne sait-on pas, en effet, que dans les rues de la ville, il y a moins d'air et que la température y est plus élevée qu'à l'extérieur ?

A ce moment-là, on voit souvent des hommes, qui s'étaient bien comportés jusqu'alors, être pris de défaillance, d'épuisement et tomber frappés de Coup de chaleur.

II. — *Prophylaxie individuelle*

Son but est de protéger chaque homme pris isolément contre la maladie, lorsqu'il semble disposé au coup de chaleur par une influence déterminée.

Ces prédispositions s'observent chez :

1° Les réservistes ou territoriaux appelés pour une période ;

2° Les instituteurs ;

3° Les ouvriers du corps ;

4° Les employés, cuisiniers, ordonnances ;

5° Les hommes punis ;

6° Les permissionnaires ;

7° Les hommes relevant de maladie ;

8° Les hommes en incubation de maladie ;

9° Quand le repos de la nuit est raccourci ou insuffisant ;

10° Quand la nourriture est insuffisante ;

11° Les hommes qui abusent de l'alcool ;

12° Les obèses. — Chez ces derniers la graisse présente un obstacle mécanique au travail du cœur.

En outre, il est absolument nécessaire que le commandant de la compagnie aussi bien que le médecin possèdent un moyen de décider dans un cas donné, si l'homme examiné est en état d'exécuter sans danger pour sa santé, une marche pénible d'une durée de 6 heures. La connaissance du périmètre thoracique et de la taille ne suffit pas.

Voici les renseignements que cet examen doit comprendre :

1° La profession exercée avant l'entrée au service ;

2° Le poids ;

3° La constitution physique (système musculaire et réserves graisseuses) ;

4° L'examen de la respiration ;

5° L'examen du cœur.

Ces deux derniers examens ne peuvent être faits que par le médecin.

Une seule auscultation, la mesure du périmètre thoracique, la mesure du volume du poumon dans l'inspiration, l'examen des battements cardiaques et de la position de sa pointe, même un tracé sphymographique de la courbe du pouls ne suffisent pas.

Il est essentiel de déterminer si les muscles respiratoires et le muscle cardiaque peuvent fonctionner sans fatigue pendant un exercice forcé de plusieurs heures.

Une épreuve pratique peut seule renseigner à cet égard. Elle peut être faite très simplement de la façon suivante : Les hommes à examiner sont en tenue et équipement de campagne. Avec le chargement de 32 kilos, ils marchent pendant une heure dans la cour de la caserne à l'allure réglementaire, sous la conduite d'un sous-officier. On leur fait aussi monter et descendre un ou deux escaliers. Les hommes sont alors examinés par le médecin. Avant et après l'épreuve, on note exactement le périmètre thoracique, le nombre et la profondeur des inspirations, le nombre, la hauteur et la tension du pouls, les limites des battements du cœur. On observe aussi l'état de la peau (sueur, congestion, cyanose).

Les hommes qui suent abondamment, qui ont une respiration précipitée (plus de 30), qui ont sur le visage l'expression de l'essoufflement et de la cyanose, un pouls rapide (plus de 120), avec pulsations faibles, peut-être aussi une hypertrophie du cœur, sont à considérer comme des candidats au Coup de chaleur.

Il en sera de même des hommes qui, pendant l'épreuve, se seront arrêtés ou paraîtront épuisés. Dans ces conditions, ils devront être à nouveau exercés et entraînés avant d'être admis sans danger aux marches pénibles de l'été.

Par la suite, chaque commandant de compagnie fera encore des expériences qui lui permettront de conclure, si les fonctions respiratoires et cardiaques sont en bon état, si les sueurs sont moins abondantes, si en un mot l'homme est capable de résister aux températures élevées.

Durant ces expériences, il est très bon de demander conseil au médecin et de lui faire constater de temps en temps les progrès de l'entraînement.

B) *Traitement*

Le traitement doit éviter toute formule dogmatique dans l'emploi des moyens préconisés et être dirigé selon les indications spéciales à chaque cas particulier.

Voici quelles sont les principales indications auxquelles il faut obéir dans le traitement du Coup de chaleur.

1° Ranimer la respiration épuisée en favorisant l'absorption de l'oxygène.

2° Ranimer le cœur et rétablir la circulation du sang.

3° Empêcher l'intoxication en éliminant du sang les produits toxiques.

Indications particulières :

1° Abaisser l'hyperthermie.

2° Modérer les spasmes.

3° Traiter la psychose de l'épuisement (phénomènes délirants).

4° Sonder la vessie.

I. *Traitement de l'épuisement respiratoire.* — C'est là la première et la plus importante mission du médecin dans tous les cas de Coup de chaleur.

Pour cela, nous possédons deux moyens :

1° La respiration artificielle,

2° L'excitation cutanée.

1° La respiration artificielle est de beaucoup le moyen le plus efficace de rétablir la respiration éteinte et d'introduire de l'oxygène dans les poumons.

Tel est, dans le coup de chaleur, le remède souverain qui dans aucun cas ne doit être négligé.

Naturellement il faut que son exécution soit bien faite.

Hiller montre par quelques exemples l'efficacité de la respiration artificielle :

Un mousquetaire insolé (26 juin 1886) est porté sans connaissance à l'hôpital. Il ne respirait plus, le pouls n'était pas perçu, température axillaire : 39°5. Respiration artificielle immédiate. Après une heure et demie d'efforts, la respiration se rétablit et la guérison fut complétée par l'application d'un drap mouillé et des injections d'éther sulfurique.

Un pionnier (31 août 1886) est atteint d'un coup de chaleur pendant une très chaude journée de manœuvre. Le docteur Breitung le trouve inanimé : visage pâle comme la mort, pupilles dilatées et fixes anesthésie complète de la pituitaire et de la cornée. Respiration à peine sensible, le pouls n'était pas perçu. Injections d'éther et respiration artificielle. Une demi-heure après, on pouvait de temps en temps percevoir le pouls et entendre les bruits du cœur et quelques inspirations ronflantes.

On cesse la respiration artificielle et bientôt le malade retombe dans l'état comateux du début.

Reprise de la respiration artificielle, pendant que les aides faisaient de vigoureuses frictions sur la peau.

Après une heure et demie de ce traitement, mieux sensible et prompte guérison.

Dans les rapports médicaux des dix dernières années relatifs aux Coups de chaleur, il y a de nombreux exemples de *l'efficacité de la respiration artificielle, continuée avec persévérance pendant plusieurs heures.*

Après avoir observé un cas très grave, traité ainsi avec succès, le docteur Brunner est convaincu que la base du traitement est l'exécution de la respiration artificielle, *faite à temps et longtemps.*

2° *Excitation de la peau.* — Parmi les excitants physiques, le froid est un stimulant énergique de la respiration.

On peut s'en convaincre facilement en se jetant tout nu, en été, dans l'eau de la mer ou d'une rivière. D'ailleurs, le froid ne provoque-t-il pas chez le nouveau-né la première inspiration ?

Chez les insolés, on obtient de bons résultats, en les arrosant d'eau froide, ou en les frictionnant au niveau de la poitrine, de l'abdomen, des flancs, avec un linge mouillé, trempé dans l'eau glacée.

III. — *Traitement de l'épuisement cardiaque.*

Il faut poursuivre là un double but :

1° Exciter le cœur pour réveiller ses contractions ;

2° Rétablir la circulation arrêtée dans le système veineux.

1) Pour atteindre le premier but, on a jusqu'ici employé les injections sous-cutanées d'éther. Ce médicament agit rapidement, mais son action est fugace ; aussi, dans les cas graves, faut-il renouveler souvent les injections ?

Pour stimuler le cœur d'une façon durable, Hiller conseille un mélange d'éther avec de la teinture de digitale ou de strophantus dans les proportions suivantes :

Ether sulfurique.......... Teinture de digitale......	aâ 5 gr.
Ether sulfurique.......... Teinture de strophantus...	aâ 5 gr.

Comme toniques du cœur, la caféine et la digitaline sont à employer. En outre, ces deux médicaments agissent favorablement sur les reins et les vaisseaux sanguins.

Le massage du cœur a été employé et conseillé par deux confrères. Malheureusement, on n'est pas assez documenté sur ce procédé mécanique, qui mérite d'être étudié.

2) Le deuxième but est plus difficile à remplir. Si, en effet, on parvient à rétablir les mouvements respiratoires et les contractions cardiaques, l'inégalité dans la répartition sanguine est promptement détruite.

Mais quand ces fonctions sont lentes à se réveiller, la circulation du sang reste également paresseuse.

Dans ces cas là, si la mort survient après 12 ou 24 heures, on constate à l'autopsie que les veines sont gorgées de sang, tandis que les artères sont relativement vides.

Enfin, ces troubles circulatoires peuvent entraîner des troubles organiques, tels que l'œdème du cerveau et des poumons, des congestions parenchymateuses, qui sont la cause de maladies sérieuses, telles que les paralysies, les névroses et les inflammations chroniques des organes.

Pour tous ces motifs, il est nécessaire de provoquer la circulation du sang veineux : *La saignée est dans ces cas-là un remède héroïque.*

Au XVIIIe siècle, elle était couramment employée par les médecins de l'armée de Frédéric II, mais (d'après Horn), assez indifféremment et par suite sans grand succès.

De nos jours, Bieder a remis la saignée en honneur après l'avoir exécutée, avec plein succès, dans deux cas de coup de chaleur. Le médecin major Meinhold, et un médecin civil à Magdebourg lui doivent aussi deux guérisons rapides.

Dans ce dernier cas, on constata avec étonnement, après la saignée, un ralentissement du pouls (80 à 90), et de la respiration (8 à 10).

Hiller considère ce ralentissement comme un indice favorable, comme le premier symptôme de la guérison.

La saignée est surtout indiquée, quand les veines du cou et de la face sont fortement congestionnées et quand l'insolé est cyanosé ou jouit d'une constitution pléthorique. La quantité de sang à retirer est indiquée d'après les symptômes et la constitution du malade (de 50 à 200 centimètres cubes environ). Ne pas dépasser cette quantité, car dans ces cas-là, le collapsus est à craindre.

Le sang retiré doit être examiné au microscope et analysé. Cet examen donnera des renseignements intéressants ; contenance en acide lactique, glucose, albumine, sels urinaires, ammoniaque, alcalinimétrie, poids spécifique, etc...

Enfin, certains médecins ont essayé d'attirer aux pieds le sang contenu dans la tête, en utilisant les bains de pied chauds ou en enveloppant chaudement les jambes. Ce procédé réussirait bien, si ces malades avaient le cœur normal, mais dans les cas de coup de chaleur. le muscle cardiaque est épuisé et ce procédé ne paraît pas avoir de chance de succès. Qu'on songe donc au long trajet que doit faire le sang pour aller des veines encéphaliques aux veines des jambes ! L'obstacle est ici constitué par la congestion pulmonaire, et cet obstacle ne peut être vaincu que par des mouvements énergiques du cœur et des poumons.

IV. — *Eliminer du sang les produits toxiques.*

Cette élimination constitue la partie la plus difficile de cette thérapeutique. Pour ce faire, il faut utiliser les voies naturelles de l'élimination et retarder leur fonctionnement. Ces voies sont la sécrétion urinaire, la sécrétion sudorale et la sécrétion intestinale.

Spontanément d'ailleurs, l'organisme de ces malades adopte la dépuration intestinale ; aussi faut-il se garder d'enrayer les vomissements bilieux, les selles diarrhéiques, qui contribuent à éloigner du corps les substances toxiques, circulant dans le sang.

Il reste donc au médecin le soin de rétablir la sécrétion de la sueur et de l'urine. L'arrêt de ces sécrétions est dû à l'appauvrissement du corps en eau par évaporation cutanée exagérée. De plus, la sueur n'enlève pas seulement de l'eau à l'organisme, mais aussi des sels indispensables à ses échanges comme à ses fonctions (ainsi 4 litres de sueur éliminent environ 25 à 30 gr. de sels).

Le médecin peut facilement rendre à l'organisme l'eau et les sels perdus grâce au sérum artificiel injecté sous le derme ou par l'entéroclyse, faite à la température du corps (38° à 39°), pour éviter les mouvements péristaltiques de l'intestin.

Hiller propose la formule suivante :

Eau distillée..................	1 litre
Chlorure de sodium.............	6 gr.
Carbonate de soude............	3
Phosphate de soude...........	1,5
Phosphate de potasse..........	1
Sulfate de magnésie...........	0,5

Grâce à ces injections salées, on rétablit également la réaction alcaline du sang.

En 1884, Schjerning fut le premier qui songea dans un cas de Coup de chaleur à introduire de l'eau dans l'intestin pour remplacer l'eau perdue par la sudation et cela avec plein succès. Cette pratique lui fut inspirée par les expériences de Maas, qui avait montré que la privation d'eau amenait une prompte disparition des globules rouges du sang. Schjerning recommanda alors ce procédé et en conseilla l'emploi surtout durant les accidents thermiques des manœuvres.

Mais, comme l'absorption de ce liquide ne peut se faire que grâce à la circulation du sang, cet auteur recommande, dans tous les cas de faiblesse cardiaque, des injections hypodermiques de caféine ou de digitale.

Le cas suivant montre ce que peut la thérapeutique en combinant ainsi ces procédés.

Le Gefreite P., le 16 août 1898, tomba sans connaisssance dans sa chambre à 1 heure de l'après-midi, à la suite d'un exercice, qui avait duré de 5 h. 3/4 à 12 h. 3/4 par une température de 25° R. Visage livide, peau sèche, très chaude, pupilles fixes, pouls faible à peine perceptible. Convulsions violente pendant une heure. Le coma dura deux heures.

Au début, le malade reçut deux injections d'éther et des ablutions d'eau froide. Puis à 2 heures on lui introduisit dans l'intestin trois litres d'eau salée à 6 gr. p. 100 en trois reprises, avec des intervalles d'une heure ou de trois quarts d'heure. En même temps, le malade prit 10 gouttes de strophantus. A 4 heures, envies d'uriner, émission d'un litre d'urine claire. Prompte guérison (Dr Döring.)

Les lavements d'eau salée et les injections sous-dermiques de sérum artificiel ont été fréquemment employées avec succès dans ces 10 dernières années.

Ces injections se font sans danger, pourtant Hiller cite un cas du docteur Grassmann, dans lequel on vit survenir après la guérison du coup de chaleur, une infiltration douloureuse à l'endroit où fut faite l'injection. En même temps arriva une paralysie du nerf radial droit, qui, dans les semaines suivantes, résista aux massages, à l'électricité, aux mouvements prescrits. Cet homme fut plus tard libéré presque invalide.

Chez les personnes maigres, l'injection se fait facilement dans les parois de l'abdomen, chez les obèses ces injections sont plus difficiles.

Si au préalable on fait une saignée, il faut se servir de la veine ouverte pour faire la transfusion de la solution salée.

Les remèdes qui excitent l'urination et la sudation, sont généralement inutiles. Dans la plupart des cas, on stimule la sécrétion des reins et des glandes sudoripares, en augmentant la teneur du sang en eau et en sels.

INDICATIONS PARTICULIÈRES

I. — *Combattre l'hyperthermie*

Autrefois l'hyperthermie était considérée comme la cause initiale du Coup de chaleur, aussi toute la thérapeutique avait-elle pour but de refroidir l'organisme ? De nos jours, nous ne considérons plus ce surchauffement de l'économie que comme une des manifestations, des symptômes du Coup de chaleur, aussi ce refroidissement n'a plus qu'un intérêt secondaire.

Le principe de la maladie est, en effet, attribué aux troubles de la circulation et provoqué par le manque d'oxygène, par un travail musculaire soutenu et par une sudation exagérée.

Cette manière de voir est encore appuyée sur l'expérience, car l'hyperthermie (au-dessus de 40°) ne met pas le malade en danger pendant plusieurs heures, comme on le croyait auparavant. Nous avons vu, en effet, de nombreux cas, chez lesquels la température s'élevait à 42° C., se terminer par la guérison. Les plus hauts degrés de température (entre 43° et 45°), ont été trouvés pendant l'agonie et après la mort : Ils ne peuvent donc pas avoir été la cause de ces décès.

Pourtant l'hyperthermie a des effets fâcheux sur l'organisme, en particulier sur le système nerveux, sur l'innervation des muscles respiratoires et cardiaques, sur tout le système vasomoteur et sur le sang.

Dans les processus fébriles, il est aussi vraisemblable que, grâce à la haute température du sang, l'influence des poisons est plus grande sur les éléments cellulaires, par exemple sur les globules sanguins et les cellules des parenchymes glandulaires.

Pour ces raisons, la température supérieure à 39° doit être diminuée. Il suffit pour cela d'arroser le corps nu avec de l'eau et de l'éventer avec un éventail ou les pans d'une tunique. A l'hôpital, on donnera un bain complet d'eau tiède et on arrosera la tête avec l'eau froide.

Dans les cas graves, il est indiqué de faire des injections de quinine ou d'antipyrine.

Dans les cas bénins on n'en usera pas, car la température du corps tombe d'elle-même, quand le sang se remet en marche.

2° *Convulsions.* — Les convulsions fréquentes peuvent être nuisibles en contribuant à élever la température, en paralysant la respiration, en élevant la pression du sang dans les veines déjà trop remplies et en produisant des hémorragies dans les vaisseaux capillaires des organes internes (ecchymoses). Ces hémorragies ont, comme nous l'avons déjà dit, une grande importance dans l'apparition des complications ultérieures, telles que les paralysies (hémorragies dans le parenchyme glandulaire et dans le névrilemme des nerfs) — l'épilepsie (hémorragie intraméningée) et hémorragies rénales.

Pour tous ces motifs, il faut modérer les convulsions violentes des malades atteints de Coup de chaleur.

D'ailleurs, dans les 468 observations déjà citées, les médecins ont souvent réussi à combattre les convulsions avec des injections de morphine et une seule fois avec inhalation de chloroforme, qui fut suivie d'un plein succès.

Hiller recommande cette thérapeutique dans tous les cas où les convulsions gênent la respiration et où elles produisent un gonflement des veines du cou et de la face (cyanose).

3° *Combattre les phénomènes délirants.* — Ces malades ainsi atteints, doivent être attentivement surveillés car dans le délire de la persécution ils sont tentés de se jeter par la fenêtre, de se sauver ou de frapper leurs voisins. Si cette crise dure longtemps ou s'il en résulte du danger pour le malade comme pour l'entourage il faut, sans tarder, calmer ces délirants par une piqûre de morphine.

4° *Contre l'anurie.* — L'anurie doit éveiller l'attention du médecin. Si en effet, après avoir absorbé des boissons, le malade n'a pas uriné 5 heures après l'accident, il faut pratiquer de suite le sondage de la vessie.

L'urine obtenue sera soigneusement examinée (non seulement la réaction, la quantité, la couleur, l'albumine et le sucre, mais encore l'acide lactique, la glucose, et autres matières extractives). Cet examen sera pratiqué dans un laboratoire du service de santé ou de l'Université par un expert.

5° La sécheresse de la bouche, de la langue, du pharynx, qui rend la parole et la déglutition difficiles, exige dans la plupart des cas un traitement approprié.

Si le malade peut avaler, on lui fait ingurgiter des boissons par petites quantités, s'il est, au contraire, dans le coma, il faut humecter la bouche et le pharynx avec un mouchoir mouillé, roulé autour du doigt. Dans ces cas-là, il est préférable d'employer un pulvérisateur dont on introduit la pointe entre les dents du patient.

A. Index bibliographique général.

Consulter l'index bibliographique de la thèse de Saguet, 1893. Etude sur les accidents d'origine thermique. L'insolation, le coup de chaleur et la thermo-héliose.

B. Index bibliographique particulier.

1° *Coup de chaleur.*

Cl. Bernard. — Leçons sur la chaleur animale, sur les effets de la chaleur et de la fièvre. Paris, 1876.

Vallin. — Recherches expérimentales sur l'insolation et les accidents produits par la chaleur. *Arch. gén. de méd.,* février 1870.

— Du mécanisme de la mort par la chaleur, ext. *Arch. gén. de méd.*, décembre 1871 et janvier 1872.

— Soc. Méd. des hôpitaux, octobre 1886. Réponse à la note de Züber.

Lacassagne. — De l'insolation et des coups de chaleur, in Bulletins et Mémoires de la Soc. Méd. des hôp. Paris, juillet 1877, et Union Médicale, février et mars 1878. De la mort par la chaleur et le froid. *Tribune Médicale.*

Züber. — Note sur le coup de chaleur. Union médicale, décembre 1880. Soc. de biologie, 11 mai 1881. Soc. Méd. des hôpitaux, 22 octobre 1886.

Le Roy de Méricourt et Odet. — Dict. encyclopédique des sciences médicales, 1878. Art. Coup de chaleur.

Blachez. — Du coup de chaleur. *Gaz. hebdomadaire,* 1877. N° 33.

Demmler. — Des accidents produits par la marche pendant les fortes chaleurs et de leur pathogénie. *Progrès Médical*, 14 septembre 1878.

Sevestre. — Des accidents produits par la marche pendant les fortes chaleurs et de leur pathogénie. *Progrès Médical*, 21 septembre 1878.

Vincent. — Recherches expérimentales sur l'hyperthermie. *Th.*, Bordeaux, 1887.

Laveran et Regnard. — Recherches expérimentales sur la pathogénie du coup de chaleur. *Bull. Acad. Méd.*, XXXII, 1894.

Charrin. — Défenses naturelles de l'organisme, (agents thermiques, 7e leçon).

Blanc. — Recherches sur la fièvre typhoïde en Tunisie et sur les modifications que lui imprime la chaleur. *Arch. Méd. Mil.*, IX, 1887.

Guyon. — Des accidents causés par la chaleur dans l'infanterie en marche, et de leur aggravation par la position couchée. Compte rendu de l'Académie des Sciences, t. LXV, p. 487, 1867.

Laveran. — Traité d'hygiène Militaire.

Colin (Léon). — Traité des maladies épidémiques.

Couteaud. — Des coups de chaleur paroxystiques. *Arch. Méd., Nav.*, 1888.

Morsou. — Etude clinique sur les lésions du cœur par coup de chaleur. *Arch. Méd. Nav.*, septembre 1884.

Martin (André). — *Semaine Médicale*, 1891. De la pathologie et du traitement du coup de chaleur.

Salle. — Gelures et insolations chez le soldat.

Héricourt. — Accidents causés par la chaleur. *Arch. Méd. Mil.*, t. VI, 1885.

Géraud. — La saignée dans le coup de chaleur. *Arch. Méd. Mil.*, t. XII, 1888.

Marix. — Du coup de chaleur. *Arch. Méd. Mil.*, t. XXXII, 1898.

Colin (d'Alfort). — Sur le coup de chaleur. Réponse à Laveran. *Bull. Acad. Méd.*, 15 janvier 1895.

Kelsch. — A propos du coup de chaleur. *Bull. Acad. Mil.*, 1895. La tuberculose dans l'armée, 1903.

Vaillard. — Insolation. Coup de chaleur. Traité de pathologie interne, 1902.

Forgue. — Chargement du soldat. *Arch. Méd. Mil.*, t. XXII, 1893.

Lagrange. — Physiologie des exercices du corps.

2° *Fatigue et coup de chaleur.*

Martin. — Surmenage et insolation.

Klein. Duchemin. Lèques. Paquié. Pouvourville. — *Arch. Méd. Mil.*, t. XXXIV, 1899.

Coustan. — Des maladies des armées en temps de paix et en campagne, *Arch. Méd. Mil.*, t. XIV, 1889.

Cassedebat. — L'entraînement et ses effets sur le fantassin.

Mosso. — La fatigue intellectuelle et physique.

Hiller. — Der Hitzschlag auf Märschen. Berlin, 1902.

3° *Le sucre.*

Chauveau. — Comptes rendus de l'Académie des Sciences, 22 et 29 novembre 1886, 13 décembre 1886, 25 avril, 10 mai et 25 mai 1887.

Laulanié. — Energétique musculaire. Encyclopédie Leauté.

Grandeau. — Le sucre et l'alimentation de l'homme et des animaux.

Drouineau. — Le sucre, sa valeur alimentaire ; ses rapports avec le travail musculaire. *Gazette des hôpitaux*, 1899.

Ragot. — Le sucre dans l'alimentation des fébricitants. *Thèse* Lyon.

Jœnsch. — Der Zucker in seiner Bedeutung für Volkersnährung, 1900.

Steinitzer. — Die Bedeutung des Zuckers als Kraftstoff für Touristik, Sport und Militärdienst, von Al. Steinitzer, 1902.

— Deutsche Militärärtzlische Zeitschrifft, de 1895 à 1902. Travaux de Schumburg. Paasche. Leitenstorfer.

DASTRE. — *Revue des Deux-Mondes*, août 1903. La question du sucre en physiologie.

BOIGEY. — Caducée, janvier 1904. — Valeur du Sucre et des boissons alcooliques dans l'alimentation du soldat.

MAROTTE. — Le Sucre, aliment dynamogène. *Arch. Méd. Mil.* 1904.

4° *Saignée. Transfusion. Ponctions lombaires.*

LEJARS. — Lavage du sang, 4e sérum artificiel.

BOSC. — Saignée. — Transfusion. *Presse Médicale*, 1896.

DOPTER. — Lymphocytose du liquide céphalo-rachidien dans l'Insolation. *Com. Soc. Méd. Hôpitaux*, décembre 1904.

COSTE. — Ponctions lombaires dans la méningite cérébro-spinale. *Arch. Méd. et Phar. milit.*, 1904.

BUZANÇAIS (INDRE). — IMP. F. DEVERDUN.

www.ingramcontent.com/pod-product-compliance
Ingram Content Group UK Ltd.
Pitfield, Milton Keynes, MK11 3LW, UK
UKHW022114190726
13855UKWH00002B/843